山东大学齐鲁医院文化建设系列丛书

丛书主编 林亚杰 李宁

历史变局中的"齐鲁医学"
转型研究(1948~1953)

李宁 著

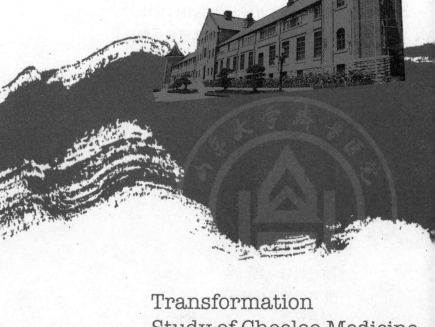

Transformation
Study of Cheeloo Medicine
in Historical Changes
(1948−1953)

山东大学出版社

图书在版编目(CIP)数据

历史变局中的"齐鲁医学"转型研究：1948-1953/
李宁著.—济南：山东大学出版社，2022.5
（山东大学齐鲁医院文化建设系列丛书）
ISBN 978-7-5607-7523-4

Ⅰ.①历… Ⅱ.①李… Ⅲ.①山东大学齐鲁医学院—
校史—1948-1953 Ⅳ.①R-40

中国版本图书馆 CIP 数据核字(2022)第 082725 号

责任编辑　刘　彤
文案编辑　杨露宾
封面设计　牛　钧　王秋忆

出版发行	山东大学出版社
社　　址	山东省济南市山大南路 20 号
邮政编码	250100
发行热线	(0531)88363008
经　　销	新华书店
印　　刷	济南新科印务有限公司
规　　格	700 毫米×1000 毫米　1/16
	11.75 印张　193 千字
版　　次	2022 年 5 月第 1 版
印　　次	2022 年 5 月第 1 次印刷
定　　价	65.00 元

序

　　教会医学是基督教在近代中国传播的产物,从19世纪下半叶产生到20世纪50年代消亡,历经近百年崎岖波折又波澜壮阔的历史。"齐鲁医学"曾经是中国教会医学的一张"名片",其典型性和代表性至少体现在三个方面:一是"齐鲁医学"的发展历程几乎贯穿整个山东教会医学从起源到消亡的全部过程,代表着山东教会医学的最高水平,早在20世纪20~30年代就与"北协和、南湘雅、西华西"等国内三大头牌医学齐名,被称为"东齐鲁",在国内外医学界享有很高的知名度和美誉度;二是"齐鲁医学"品牌由英美加中四国共同缔造和培育,其人员和经费至少由四个国家的十三个基督教组织供给,亦是洛克菲勒基金会重点资助的医学机构之一,其参与主体的多元性及其对不同势力的态度的矛盾性恰好为研究"齐鲁医学"与地方社会的互动提供了绝佳机会;三是"齐鲁医学"由教会医学向"人民医学"转型的过程异常复杂,经历了南迁福州、内部分裂、派系争斗、与美决裂、思想改造等多重洗礼,最终在全国院系调整中完成蜕变与重生,其过程既具有全国教会医学转型的通性特征,又有独特的发展脉络,对于整个教会医学转型研究具有重要的参考价值。

　　"齐鲁医学"的转型早在新中国成立之前就已开始。1948年济南解放前夕,在国民党势力的怂恿和西方差会的鼓动下,齐鲁医学院做出了南迁福州的决定,大部分医学教授和本科生由山东济南迁往福建福州,齐鲁医院和少部分师生继续留守济南。不久,医预科随文理学院南迁杭州。一时间,国内出现三处齐鲁大学校区和两个领导核心,形成南北对峙。南迁不仅造成"齐鲁医学"的内部分裂和派系对立,更为后来被新政权认定为"落后"和"反动"埋下了伏笔。随着杭州和福州的相继解放,齐鲁医学院在南迁一年之后选择回迁济南,"齐鲁医学"在形式上实现了合体和统一,但是南迁带来的负面影响不仅没有消除,反而在旧有矛盾的积累效应下被扩大,最突出的表现就是新旧两派势力之间的校权之争。以吴克明为代表的亲国民党守旧势力与以杨德斋为代表的亲共产党新晋势力为获得学校控制权展开了激烈博弈,最终新派势力在新政府的支持下两次挫败"倒杨"运动,赢得校权之争的胜利。随后,"齐鲁医学"开启了行政体制方面的改革,中国共产党在齐鲁医院建立第一支党小组,不断扩大影响力,积极向新政权靠拢。

自1949年年底收回校权到1952年院系调整,"齐鲁医学"随着齐鲁大学同步启动了思想、政治、经济、教育、社会服务等方面的系统改革,开始了艰难而又深刻的历史转型。思想政治方面的改革是新政权非常关注的重要议题,也是其他改革得以顺利进行的重要基础。针对齐鲁医学院和齐鲁医院宗教氛围浓厚、"亲美""崇美"思想严重、政治意识淡漠、片面强调专业技术等状况,新政府以齐大行政管理层和共产党工作小组为媒介,在全校范围内发起了思想政治教育和思想改造运动,通过开展爱国爱党教育、常规思政教育、亲苏学苏教育等一系列学习教育活动,使"齐鲁医学"广大师生和医护人员增加了对新政权和共产党的了解,提高了思想政治意识。抗美援朝战争爆发之后,思想政治教育的重点转向全面控诉美国侵略和爱国主义教育,将长期以来普遍存在的"亲美""崇美""恐美"情绪逐渐改造为"反美""仇美""排美"情绪,通过鼓励学生参军参干、组织抗美援朝医疗队、收治志愿军伤病员等实际行动与美国划清界限,将全体师生团结在爱党爱国拥军的旗帜下,为后来的院系调整打下了思想基础。

在思想政治教育和思想改造的同时,"齐鲁医学"其他方面的转型改革亦在同步进行。在教学育人方面,齐鲁医学院积极响应新政府提出的"教育为工农服务,为生产建设服务"的指导方针,在招生对象、招生名额、入学资格、培养目标、学制学时、教学课程等方面进行深刻改革,不断满足新中国对医学人才的迫切需求。在社会服务方面,齐鲁医院主动参与医疗救灾、疫病防治服务、公共卫生教育,将发挥专业优势与服务社会有机结合起来。在经济方面,面对西方国家的经济封锁,齐鲁医学院及齐鲁医院改变过去单纯依靠中外教会拨款的传统方式,积极争取新政府的资助,通过有条件地接受捐赠、开展资产清查运动、增产节约运动等多种途径拓展筹资渠道,最终与外国教会彻底割裂经济联系,完全实现了经济自立。上述改革措施的实施,既体现了新政府和新执政党对"齐鲁医学"提出的外在要求,也体现了"齐鲁医学"人审时度势、主动适应新时代新形势的调适和努力。

1952 年 10 月,齐鲁大学在全国院系调整中走向消解,包括齐鲁医学院和齐鲁医院在内的原有组织被撤并重组,随之而来的是"齐鲁医学"在性质内涵和组织属性方面的根本性变化。齐鲁医学院与山东医学院合并组建成新的山东医学院,附属齐鲁医院则成为山东医学院附属医院。"齐鲁医学"从此涅槃重生,进入崭新的历史发展时期。虽然"齐鲁医学"在名称、性质和归属等方面发生了变化,但其优秀的文化基因和传统的人文根脉得以传承和保留下来,并最终发展成当今的山东大学齐鲁医学院和齐鲁医院。"齐鲁医学"发展史实际上也是教会医学与山东地方社会的互动史,二者相互影响、相互形塑而又彼此同化、趋于融合。"齐鲁医学"在西方传统与中国文化之间、宗教信仰和世俗生活之间、外国资源和本土力量之间、现代化转型与传统惯性之间不断寻求某种平衡,并以彻底本土化、中国化的结局完成转型使命。

目 录

绪　论

一、研究缘起

"齐鲁医学"是中国近现代医学史上一个特定概念,拥有独特的历史内涵与特指主体,因齐鲁大学而得名,扎根于齐鲁大地,是近代山东教会医学的起源和代表性主体,在中国教会医学史上也占据一定的地位,素有"北协和、南湘雅、东齐鲁、西华西"之美誉。"齐鲁医学"历史脉络明晰,其源头可追溯至创办于 1864 年的登州文会馆,其概念源自 1917 年正式建校的齐鲁大学医科,是山东现代医学教育之宗源,也是中国高等医学教育的源头之一。2017 年 10 月,在济南举行的"齐鲁医学百年"纪念大会上(见图 0-1、图 0-2),教育部有关负责人指出:"'齐鲁医学'有着光荣的办学历史和优良的办学传统,为我国的医学教育、医学科研和医疗卫生事业发展做出了重要贡献。"国家卫生健康委有关负责人也强调:"'齐鲁医学'与我国近现代高等医学教育和医疗卫生事业的发端密不可分,虽然名称几经变革,但'齐鲁医学'博学济众、求是求真的精神品格始终如一。"山东大学有关负责人在纪念"齐鲁医学"百年新闻发布会上也明确指出:"'齐鲁医学'享誉海内外,是我国近代四大医学教育品牌之一,为山东乃至全国医学教育和医疗卫生事业奠定了重要基石。"同样为"四大医学"之一的北京协和医学院院长、中国工程院院士曹雪涛教授曾谈道:"齐鲁协和一脉相承,世纪相贺,两校一直有长期的良好合作交流关系。在北京协和医学院初创时期,北京协和医学堂的几十位学生曾在齐鲁大学医学院完成求学之路,在以后办学的日子里,两校师生往来频繁,学术交流日益密切,在华北大地形成了协和、齐鲁携手并进的良好氛围。"在学术研究方面,陈晓阳主编的《百年齐鲁医学史话》和袁魁昌主编的《齐鲁医学往事》等书籍,也沿用了"齐鲁医学"这一概念,并将其作为专门的研究对象进行了深入研究和梳理。另外,在 2020 年上半年全国上下支援湖北"战疫"的过程中,齐鲁医院援鄂医疗队与华西医院医疗队在武汉天河机场历史性相遇,点燃了亿万群众的抗疫信心,"东齐鲁"这一概念再次响彻医学界。由此也可以看出,无论是相关政府管理部门,还是医学界教育界学术界,都在一定程度上认可"齐鲁医学"这一概念及特定内涵,并赋予"齐鲁医学"公认的历史地位及学术研究价值。

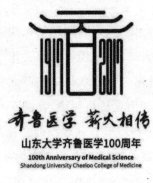

图 0-1　山东大学齐鲁医学
100 周年纪念徽标

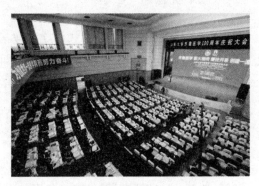

图 0-2　山东大学齐鲁医学
100 周年庆祝大会

　　研究山东地区乃至全国的教会医学,"齐鲁医学"都是一个无法回避的重要对象。"齐鲁医学"贯穿整个山东教会医学发展史,涉及面广、知名度高,历史脉络相对清晰,历史资料档案相对完善与丰富,在山东地区乃至全国医学史研究中有着较强的代表性,是省内外学者研究的重点。但就目前对"齐鲁医学"的研究现状来看,虽然已有大量研究成果,但仍然存在空白区域和薄弱环节。比如,从研究时间范围来看,对"齐鲁医学"的早期形态研究比较充分,对于抗日战争以后特别是新中国成立前后的研究成果较少;从研究主体来看,对齐鲁大学的综合性研究较多,但大都是间或提及或捎带研究"齐鲁医学",单独把"齐鲁医学"作为研究对象的较少;从研究对象来看,对"齐鲁医学"的相关人物比如创始人聂会东及知名医学专家的研究较多,对"齐鲁医学"自身发展与转型的历史背景和历史定位研究较少。根据目前掌握的文献及档案来看,几乎没有专门以济南解放前后的"齐鲁医学"为研究对象的出版成果。这是山东近代教会医学史研究的一项空白，因此，笔者选定新中国成立前后"齐鲁医学"的历史转型这一题目，力求总结梳理"齐鲁医学"由教会医学向公立医学转型的历史过程，深挖其基本规律和基本经验，对其他相关研究具有一定借鉴。

二、概念界定

（一）教会医学

本书所指"教会医学"，简言之就是由西方基督教会传教士在中国传教过程中从事的医学教育与医疗活动，是 19 世纪下半叶至新中国成立初期特定历史时期的产物，由于相关史料中的概念表述不同，有些学者将其界定为"教会医疗事业"或"教会医学活动"。

（二）"齐鲁医学"

"齐鲁医学"即齐鲁大学医学学科，又简称"齐大医科"或"齐鲁医科"。狭义上的"齐鲁医学"以齐鲁大学医学院和齐鲁医院为主体，广义上的"齐鲁医学"不仅包括齐鲁大学医学院和齐鲁医院，也包括齐鲁大学附设麻风病院、齐鲁医院附设护士学校等附属医学教育培训和实践机构，在山东地区现代医学知识传入、医学人才培养、医院管理制度建立、公共卫生服务提供等方面发挥了重要作用。

（三）齐鲁医院

该医院是"齐鲁医学"的重要组成部分，其名称源自 1917 年齐鲁大学成立时命名的"齐鲁大学医学院附设教学医院"，后历经"华美医院""共合医院""省立二院""山东医学院附属医院""山东医学大学附属医院""山东大学齐鲁医院"等不同称谓。根据研究对象所处的不同时期，书中会出现"齐鲁医院""齐大医院""齐鲁大学医院"等不同名称。

三、文献回顾

关于教会医学发展转型的相关研究文献，可以说内容非常丰富。在人物、医院、教会等研究角度和切入点上都有专题性成果；从时间上来讲，近现代或某个特定历史时期都有专门研究；从区域上讲，从全国到省、市、区都有专门性文献。结合研究主旨，本书把研究综述划分为解放前后教会教育与医学转型研究及齐鲁大学与"齐鲁医学"研究两个部分。

（一）新中国成立初期教会医学转型研究综述

钟冰《建国初期（1949～1956）党的领导集体医疗卫生思想研究》①分析了新中国成立初期的医疗卫生状况，阐述了以毛泽东、周恩来、刘少奇等为代表的党的领导集体结合具体国情，将马克思主义卫生理论和中国传统文化作为理论来源，结合新民主主义革命时期的卫生工作经验，提出了一系列正确理论和政策，领导我国卫生事业取得了巨大成就，其中涉及对教会医疗机构接管与改造的方针政策、态度演变等。彭学宝《论新中国初期中共对外国在华医疗机构的改造》②介绍了新中国成立初期中国共产党接办外国在华宗教团体、教会学校、教会医院等机构的背景与过程，并分析了这些举措对于巩固新中国政权、维护文化教育主权的独立和应对当代文化软实力之争的历史意义和现实意义。卜雅洁《新中国成立初期中共清除帝国主义在华残余文化势力研究》③阐述了新中国成立初期新政权对包括教会医学在内的教会产业的接管与改造。魏洲阳《上海英美派高等医学教育研究——以圣约翰大学医学教育为中心（1896～1952）》④第四章，重点研究了圣约翰大学医学院随着圣约翰大学的重组改造，最终裁撤并与震旦大学医学院、同德医学院共同并入上海第二军医学院的过程，这个过程与"齐鲁医学"的改造过程极为相似。

（二）齐鲁大学研究

关于"齐鲁医学"的研究，都不可避免地涉及齐鲁大学，甚至在很长一段

---

① 钟冰：《建国初期（1949～1956）党的领导集体医疗卫生思想研究》，湖南中医药大学 2015 年硕士学位论文。

② 彭学宝：《论新中国初期中共对外国在华医疗机构的改造》，《求索》2017 年第 2 期。

③ 卜雅洁：《新中国成立初期中共清除帝国主义在华残余文化势力研究》，陕西师范大学 2017 年硕士学位论文。

④ 魏洲阳：《上海英美派高等医学教育研究——以圣约翰大学医学教育为中心（1896～1952）》，上海大学 2011 年硕士学位论文。

历史时期内,由于战争的破坏和管理体制方面的问题,“齐鲁医学”的历史档案只能通过齐鲁大学来呈现。正如一份“齐鲁医学”的总结报告谈到的:“齐鲁大学医院和医学院是彼此不可分割的组成部分,同时它们也是整个齐鲁大学不可或缺的组成部分,因此任何对齐鲁大学医院的历史和起源的描述都必然需要观照到整个齐鲁大学。”①

　　提到对齐鲁大学的研究,不能不提郭查理的《齐鲁大学》②。这本书从山东新教教会的建立开始,详细探讨了齐鲁大学是如何从一个男童学校发展为登州学院,并进一步与各校联合,最终形成齐鲁大学,而后又经历注册风潮、抗日战争、解放战争,最后被撤销的过程。对每个阶段的课程、教师状况、社会环境都进行了分析,是全面而深入地研究齐鲁大学的著作。鲁娜、陶飞亚《齐鲁大学的历史资料及其研究》③比较全面地介绍了国内外各地区收藏的齐鲁大学的历史资料及其对齐鲁大学研究的意义。刘家峰《齐鲁大学经费来源与学校发展:1904～1952》④具体分析了齐鲁大学各项资金的来源,主要有教会差会的拨款、基金会的捐助、学生缴纳的学杂费、中国政府的补贴、国内外团体个人的捐助、学校医院的收入、工厂和农产等产业的收益等;其《调适与冲突年前后的教会大学——以齐鲁大学为个案》一文,把新中国对教会学校发起的“清算美帝文化侵略流毒”作为“非基运动”后的又一次民族主义的冲击,详细论述和分析了1948～1952年齐鲁大学经历的变化和最后的命运,并认为,面对两次冲击结果却不相同的主要原因是国内国际环境的变化。陶飞亚《院系调整之前:齐鲁大学教授状况的分析》⑤,以1951年齐鲁大学的主要师资即教授和副教授的部分自传材料作为研究对象,通过分析院系调整前他们的宗教、家庭成分、政治背景、对新民主主义革命的认

---

① “Retrospect,”1937年,J109-01-0644,山东省档案馆藏,第247页。

② ［美］郭查理:《齐鲁大学》,陶飞亚、鲁娜译,珠海出版社1999年版。

③ 鲁娜、陶飞亚:《齐鲁大学的历史资料及其研究》,《教育评论》1994年第1期。

④ 刘家峰:《齐鲁大学经费来源与学校发展:1904～1952》,章开沅、马敏主编:《社会转型与教会大学》,湖北教育出版社1998年版,第81～99页。

⑤ 陶飞亚:《院系调整之前:齐鲁大学教授状况的分析》,章开沅、马敏主编:《社会转型与教会大学》,湖北教育出版社1998年版,第68～80页。

识的途径、思想状况等方面,来分析为什么有些人表达了进步的愿望,却依然在长时期内被看作"旧知识分子"和"资产阶级知识分子"。山东大学马琰琰在博士学位论文《向何处走——齐鲁大学发展路径研究(1927～1949)》①中注意到了西方差会、外国传教士、外籍教师与中国籍行政管理人员、教职员工和学生之间的立场分歧和长期不和,认为齐鲁大学本土势力在持续不断地争取学校内部的话语权和决策权,以民族主义意识觉醒来对抗帝国主义属性,以大学世俗化来抵制宗教色彩浓厚的乡村服务路线,对本研究带来很大启发。山东师范大学许保安在《教会大学与民族主义——以齐鲁大学学生群体为中心(1864～1937)》②一书中,以齐鲁大学为个案,从管理机构变迁、办学经费来源、教会力量的变化、学生在历次风潮中的表现等方面,研究了近代中国教会大学学生群体的民族主义诉求,展示了非民族情境下学生群体异化的角色焦虑和两难的身份抉择。赵丽、宋静《中国历史上最早的教会大学——齐鲁大学》③一文,介绍了齐鲁大学从诞生到消失期间,不同阶段的历史特点和典型人物。李芳在硕士学位论文《建国后教会大学的改造与调整:以齐鲁大学为例》④中详细梳理了新中国成立前后的齐鲁大学在新政权的政策变化下,从自身调整适应到接受改造,最终因院系调整而裁撤的命运。黄登欣《浅探教会大学立案的意义——以齐鲁大学为例》⑤和虞宁宁《齐鲁大学"立案"研究》⑥则围绕齐鲁大学 20 世纪 20 年代中期的"立案"进行了专项研究。

(三)"齐鲁医学"研究

"齐鲁医学"源于齐鲁大学,在很长一段历史时期内都是齐鲁大学的标志性优势学科,也是齐鲁大学名扬中华的立足之资。按照其创办者和资助

---

① 马琰琰:《向何处走——齐鲁大学发展路径研究(1927～1949)》,山东大学 2017 年博士学位论文。
② 徐保安:《教会大学与民族主义——以齐鲁大学学生群体为中心(1864～1937)》,南京大学出版社 2015 年版。
③ 赵丽、宋静:《中国历史上最早的教会大学——齐鲁大学》,《山东档案》2010 年第 2 期。
④ 李芳:《建国后教会大学的改造与调整:以齐鲁大学为例》,山东大学 2011 年硕士学位论文。
⑤ 黄登欣:《浅探教会大学立案的意义——以齐鲁大学为例》,《黑龙江史志》2009 年第 3 期。
⑥ 虞宁宁:《齐鲁大学"立案"研究》,《当代教育科学》2010 年第 1 期。

者的设计规划,十三所教会大学重点学科不可重复,医学院是齐大特色,正如金陵大学农学院、沪江大学商学院、燕京大学新闻系一样。① 对于"齐鲁医学"的专项研究可以在一定程度上深化和细化对于齐鲁大学的认识。目前的研究成果中,对齐鲁大学医科及齐鲁医院的专项研究已经取得了一定成果,如陈晓阳主编的《百年齐鲁医学史话》②和袁魁昌主编的《齐鲁医学往事》③。二者都以"齐鲁医学"为主线,介绍了西方医学传入山东的历史背景和过程,并以齐鲁医院、齐大医学院为案例,详细阐述了其建立、发展、变迁的历史,结合医院历史上的著名医护专家介绍了近代以来的医学发展成就。邓黎《教会时期的齐鲁医院》④,描述了齐鲁医院自 19 世纪末诞生后,在国内动荡、抗日战争、解放战争等各个时期的艰难发展,并提出医院的发展与社会环境息息相关,同时其教会医院的特点又揭示了所处的半殖民地半封建社会的性质。彭益军《齐鲁大学与近代山东医学教育》⑤,介绍了 19 世纪末20 世纪初"齐鲁医学"发展初期的历史环境,以及对山东西医教育所作的历史性贡献。2000 年出版的《山东大学齐鲁医院志(1890～2000)》⑥和 2001 年出版的《山东大学百年史(1901～2001)》⑦,从史志整理的角度梳理了齐鲁医院教会时期的发展历程和重大事件。马振友等《齐鲁西医及皮肤性病学传播者聂会东》⑧一文,概述了齐鲁医院创始人聂会东创办齐鲁医院(华美医院)的过程,以及在皮肤病研究方面取得的成就。

根据上述分析,在近代中国教会医学和山东教会医学研究方面,国内外学术界虽然取得了丰硕成果,但仍存在问题和不足。目前以山东教会医学为研究内容的相关文献,其研究内容存在局限性,研究状况存在不均衡性。

---

① 参见《新医院开幕,韩主席亲临致词》,《齐大旬刊》1936 年第 6 卷第 27 期,J109-01-505,山东省档案馆藏,第 190 页。

② 陈晓阳主编:《百年齐鲁医学史话》,泰山出版社 2010 年版。

③ 袁魁昌主编:《齐鲁医学往事》,山东大学出版社 2017 年版。

④ 邓黎:《教会时期的齐鲁医院》,《当代医学》2005 年第 9 期。

⑤ 彭益军:《齐鲁大学与近代山东医学教育》,《山东医科大学学报》2000 年第 3 期。

⑥ 《山东大学齐鲁医院志》编纂委员会编:《山东大学齐鲁医院志(1890～2000)》,山东新华印刷厂印刷,2000 年。

⑦ 《山东大学百年史》编委会编:《山东大学百年史(1901～2001)》,山东大学出版社 2001 年版。

⑧ 马振友等:《齐鲁西医及皮肤性病学传播者聂会东》,《中国麻风皮肤病杂志》2014 年第 6 期。

后者表现在研究对象不均衡、研究时段不均衡和研究区域不均衡三个方面。其中,在研究时段方面,突出表现之一是对清末民初的研究过多,对山东教会医院的起步阶段和后期转型阶段研究过少,特别是没有涉及解放初期山东教会医学转型的专题研究。整体局面是"重复性"成果多,"原创性"成果少;浅尝辄止者多,全面深入者少。

四、创新之处

(一)选题的创新

"齐鲁医学"是具有特定历史内涵的概念,在医学界具有很强的学术研究价值,而关于"齐鲁医学"的研究成果并不多见。虽然已有不少关于山东地区教会医学的研究,但单独以教会医学为主体研究对象的研究成果不多,关于"齐鲁医学"的整体性研究仅有个别汇编问世。虽然对新中国成立前后齐鲁大学的历史转型已有代表性成果问世,但对该时段"齐鲁医学"的专题研究仍是空白。因此,本书在选题方面具有较强的代表性与学术研究价值。

(二)观点的创新

在"齐鲁医学"发展史上,至今仍有许多"未解之谜",特别是新中国成立前后关于"齐鲁医学"的许多历史命题仍需要进一步深入探索和明确。如作为唯一一所新中国成立前夕再次"南迁"的教会医学院校,"齐鲁医学"的选择到底是来自国外教会的压力还是校长的个人冲动,或者是师生们的盲目逃离;作为有深厚外国势力特别是美国势力背景的教会学校和教会医院,"齐鲁医学"如何快速被新成立的人民政府接纳,而转身投入"抗美援朝"阵营;该时期吴克明与杨德斋两任校长对"齐鲁医学"的政治态度如何、前景定位如何以及对"齐鲁医学"的具体影响如何,都需要客观地分析认定;在全国院系调整的大背景下,"齐鲁医学"最终如何选择自己的道路从而完成历史转型,这些都是笔者在选题前夕思考的学术命题。在书稿写作过程中,也重点围绕这些问题不停地寻求答案。最终,在比较和客观分析一手资料之后,给出了有一定学术价值的判断。

（三）史料的创新

笔者在本书写作过程中发现，关于山东教会医学与"齐鲁医学"的原始
史料，大多零散分布于地方志、地方年鉴、报刊杂志等资料中，尚需细致入微
地搜集与整理。目前已有研究成果虽然大致基于以上研究资料，但明显不
全面、不完整、不系统。关于新中国成立前后"齐鲁医学"的原始档案资料，
许多还未被系统地整理使用。笔者对香港中文大学档案馆、北京大学图书
馆、山东省档案馆、济南市档案馆、山东省图书馆特藏部、山东大学档案馆、
齐鲁医院档案室等处馆藏的教会医学档案、书籍、论文、资料等，做了全面系
统的梳理，翻译整理了相关英文原始材料，同时发现了一些其他学人未使用
过的珍贵历史资料，这为本书的创新性和研究价值提供了进一步支撑。

第一章　校权之争与行政改革：
行政上开启转型

　　"齐鲁医学"是山东地区教会医学的重要组成部分，其发展贯穿于西方医学借由西学传教士传至山东，到教会医疗机构在山东彻底消亡的全过程。在中国近现代西医医学史上，"齐鲁医学"是拥有特定含义的专业术语，酝酿于齐鲁大学医科萌芽时期，产生于1917年齐鲁大学成立之际，广义上涵盖齐鲁大学医学学科及其附属医院的发展历程。作为一张名片，"齐鲁医学"的内涵既包括建院之初西方教会提出的"博施济众、广智求真"的医学精神，也体现了中国传统的"悬壶济世"思想，以及在山东地方文化基础上通过再加工、再创造形成的新思想、新精神，还有不断与时俱进、变革图存的创新精神。"齐鲁医学"本身即反映了丰富的历史变迁，这其中既有在华西方医学的历史变迁，也有在华基督教大学的历史变迁。[①]

　　1917年齐鲁大学成立后，共合大学医科改名为齐鲁大学医科，附属医院改名为齐鲁大学医科附设医院，简称齐鲁医院，二者共同组成齐大医科。"齐鲁医学"正式诞生，并于随后获得迅猛发展，与北京协和医院、长沙湘雅医院、成都华西医院等国内三大顶尖医学并驾齐驱，时称"北协和、南湘雅、东齐鲁、西华西"。齐鲁大学的成立和发展，尤其是资金方面，在一定程度上得益于"齐鲁医学"的光环。1927年前相对稳定的国内外局势，为"齐鲁医学"的快速发展提供了良好的外部环境，"齐鲁医学"的管理体制及组织建设不断完善，并于1923年接受华北女子协和医学院的合并要求，由此开始男女同校。不过，此时齐鲁大学完全由外国传教士组成的董事会掌控，校长也由外国人担任。在20世纪20年代的收回教育权运动中，齐鲁大学开始立案进

---

　　① 参见［美］杰西·格·卢茨：《中国教会大学史（1850～1950年）》，曾钜生译，浙江教育出版社1987年版，第11页。

程,这不仅是学校与国民政府之间关于教育权的博弈,也是齐鲁大学应急剧变化的中国社会而做的调适,中国人开始在齐大掌握部分权力。卢沟桥事变至济南解放期间,"齐鲁医学"在战火与硝烟中形成南北分离之势,两度南迁(第一次南迁成都,第二次南迁福州和杭州),因此造成南迁方与留守方事实上的各自为政,为不同派系之间的权力争夺埋下伏笔。

第一节　校权之争:新旧势力的博弈

回收校权,实现教会办学到人民办学的历史性转型,是不可阻挡的发展趋势,也是历史演进的必然结果。从"齐鲁医学"管理体制来看,从其前身共合医道学堂成立,到齐鲁大学医学院正式诞生,再到 20 世纪 20 年代齐大在国民政府立案,虽然在形式上有了改变和进步,但在实际上,整个齐大的校权一直牢牢掌控在外国人之手。一直到新中国成立初期,"齐鲁医学"控制权仍然在外国教会势力手中,齐大医学院的年度报告专门重申了齐大的行政管理情况:"本大学校董事会管理本校一切大计,共有校董十五人,由外国十个协助教会选派七人(内二人必须为外国人,其余五人中外均可),中国基督教会选派一人,校友选派三人,其余四人由校董会选聘国内名人充任。任期均为三年,每年改选三分之一。现在此十五校董中,计中国十一人,西国人四人,所有校董会主席必须为中国人。"①从某种意义上讲,解放之初收回校权运动乃是 20 世纪 20~30 年代收回教育权运动的延续。而齐大行政主体的南迁,恰恰给予了中方一个收回校权的最佳时机。一定程度上讲,新旧势力关于校权的争夺,恰恰也反映出整个"齐鲁医学"在推进转型进程中各方的矛盾。

一、留济齐大校务:旧权把持

济南解放之前,"齐鲁医学"经历了抗日战争的破坏和解放战争的洗礼,再加上行政主体和大量师生南迁,许多旧有的体制发生变化,但是实际控制

---

①　《私立齐鲁大学医学院在榕状况报告》,1951 年 10 月,J109-05-0010,山东省档案馆藏,第 79~87 页。

权还是在外国人手中。吴克明在向南方撤离前曾委派赖恩源和林仰山两位外国教师分别为校务长和教务长,全权负责留济齐大事务。虽然西方人数量不多,但他们由于职位更高并且手握西方国家的财政资助,所以影响力很大,是学校行政管理权的实际掌控者。① 中方教师虽然数量更多,但对于校务管理几乎没有发言权。

校长吴克明带领主体行政机关和大多数师生南迁以后,仍然没有放弃对济南校区的控制权,试图通过赖恩源、林仰山等人遥控管理留济齐大校务。从留存下来的档案资料来看,吴克明与济南留守二人通过信件、电报等方式保持密切联系,特别是与校务长赖恩源信件往来颇为频繁,后者每个月都要向吴克明汇报济南的校务情况,内容涉及经费使用、人员变更、招生复课、与新政权关系以及留济师生的思想动态等多个方面。1948 年年底,吴克明在出席中华基督教会苏州会议后,委托英国浸礼会韩锦崇向赖恩源捎信:"我托他将我对济南工作的看法告诉你和林仰山。我又嘱托几位学生向你传达我的思想。"② 留守济南的赖恩源和林仰山没有辜负吴克明的托付,一方面对吴克明保持了一以贯之的拥护支持,另一方面尽职尽责地守护校产,尽可能地维持学校正常运作。1949 年 1 月,赖恩源在写给吴克明的信中表示:"为使能生存,设法保护我们的校产和在这里保持一个核心我已竭尽所能了。我们感到对方针应有些正式决定,现今是时候了,而方针是只有你亲自调查过后才能定的。"③ 从中可以看出,赖恩源等人对以吴克明为代表的老齐大领导班子的认可和忠诚,他们仍以吴克明为齐大唯一校长,向他汇报工作并听从他的指挥。该信同时也隐约透露出,老的领导核心想要维持对济南齐大的控制权并非易事,新的领导核心正在形成挑战。

1948 年 9 月济南解放后,中国人民解放军接管齐鲁大学济南校区及其附属医院,这是解放军接管的第一所教会大学。④ 1948 年年底,济南齐大通

---

① 参见山东省教育厅:《私立齐鲁大学情况研究》,1950 年 2 月,0002-064-0004-026,济南市档案馆藏。

② 《吴克明等往来信件》,1948~1949 年,J109-01-239,山东省档案馆藏,第 142 页。

③ 《吴克明等往来信件》,1948~1949 年,J109-01-239,山东省档案馆藏,第 147 页。

④ 参见曹宇:《新中国对教会大学的接收与改造:以东吴大学为例》,苏州大学 2016 年硕士论文。

过公开推选，产生了以杨德斋为代理校长的新领导班子，并成立校务行政委员会，代行校董会及校委会的职权。杨德斋在解放之前就曾与中共地下党有过接触，思想比较进步，因此获得了新政权的支持和认可。以杨德斋为中心的新当局拥护新生的人民政权，与旧领导核心形成对立和竞争关系。杨德斋曾多次主动与教会领导势力赖恩源、林仰山等沟通，争取他们对新领导核心的支持，以期推动济南齐大校务进行适应新形势的改革。但是该尝试并不顺利，赖恩源甚至以资金问题相要挟，称"如果那样做，恐怕托事部就不来钱了"①。这一时期的行政管理权与校务财政权出现了一定程度的背离，新的领导核心掌管日常管理，旧的教会派代表掌管外来经费，双方博弈持续进行。

此外，济南齐大又恢复重建了医学院，齐鲁医院得以正常运转，但医学院和医院的院务基本上被教会派代表把持。从医院院务委员会的记录来看，很长一段时间内，很多会议议题都是由留济教会的职员代表司美礼等提出并获得通过，而中方大夫代表提案被否决的概率要大得多。例如，院务委员会中方委员曹献亭曾于1949年3月和4月两次在院委会上提出，希望腾出一个空房间借给工友使用，但两次提议都被否决；而当司美礼在其中一次会议上提出"开辟单独空间，用于接诊女性患者、急性精神病患者"②的建议时，非常顺利地获得通过。中方专家尤家俊于1949年7月引荐齐鲁医学院培养的一名优秀毕业生加入皮肤科，未获批准③；而司美礼介绍一位不符合入院条件的人员入职，却获得通过④。时任齐鲁医院院长的赵常林教授，因不满外国人权力太大，曾在齐大校务委员会上请辞院长一职，但被大家劝回。⑤ 可见，留济齐大校务颇为复杂，一贯强势的外籍势力和逐渐成长的中

① 山东省教育厅：《私立齐鲁大学情况研究》，1950年2月，0002-064-0004-026，济南市档案馆藏。

② "Minutes of Cheeloo University Hospital Committee Meeting," February 22, 1949, J109-03-61，山东省档案馆藏，第6页。

③ 参见"Minutes of Cheeloo University Hospital Committee Meeting," July 5, 1949, J109-03-61，山东省档案馆藏，第3页。

④ 参见"Minutes of Cheeloo University Hospital Committee Meeting," September 6, 1949, J109-03-61，山东省档案馆藏，第11页。

⑤ 参见《院系联席会会议记录》，1949年11月16日，J109-05-055，山东省档案馆藏。

方势力之间的矛盾不断加深。树大根深的教会派和冉冉升起的人民派两支力量正在激烈博弈,对抗一触即发。

二、校权回收运动:大势所趋

1949 年 8 月 30 日,毛泽东在《"友谊",还是侵略?》一文中抨击"美帝国主义比较其他帝国主义国家,在很长的时期内,更加注重精神侵略方面的活动,由宗教事业而推广到'慈善'事业和文化事业"①。文章还点了十所教会学校的名。这是由新华社播发的针对美国的社论,给教会大学送去了明白清晰的信息。1950 年 7 月 28 日,教育部颁布《私立高等学校管理暂行办法》,其中第四条明确规定:"私立高等学校的行政权、财政权及财产所有权均应由中国人掌握。"②随后,华东军政委员会教育部据此制定了《华东区私立高等学校董事会组织暂行纲要(草案)》,对学校董事会的构成、职权及人员成分等做出规定,特别规定正副校长、院长的任免必须报华东教育部核准。1950 年 8 月 14 日,教育部公布《高等教育暂行规程》,规定:"大学及专门学院采取校(院)长负责制,在校(院)长领导下设校(院)务委员会。"③对于齐鲁大学来说,这一历史任务只能由刚刚当选的杨德斋来完成。杨德斋上任之初马上表态,"有决心在新政府领导之下,彻底改造齐大"④,将遵照新民主主义教育方针,力图除清过去帝国主义之遗毒,革除本校过去立场顽固的特点,将齐鲁大学建设成为新时代进步模范大学。

1948 年年底,在中国共产党的支持下,济南齐大以公开推选的方式,由全校教职员选举杨德斋为代理校长,赵兆均为代理教务长,王锡昌为代理文学院院长,并成立新的校务行政委员会,代理校董会及校委会的职权,外籍人员不再拥有表决权。有关资料记载:"当时是经过许多斗争的,此时校内的新旧矛盾逐渐明显,大多数倾向教会,比较靠近我们的杨德斋等在校内相

① 毛泽东:《"友谊",还是侵略?》,《毛泽东选集》第 4 卷,人民出版社 1991 年版,第 1506 页。
② 《私立高等学校管理暂行办法》,《人民教育》1950 年第 5 期。
③ 金铁宽等编:《中华人民共和国教育大事记》第 1 卷,山东教育出版社 1995 年版,第 48 页。
④ 杨德斋:《关于齐鲁大学的简略》,1949 年 4 月 12 日,0002-002-0043-003,济南市档案馆藏。

当孤立，此时赖恩源活动捣乱。"①但在新政权的强有力支持下，教会势力最终在名义上屈服。赖恩源给吴克明写信汇报道："这里真会没有我有资格做的及准我做的工作了。除非我辞职或校董会废除校务长的办公室，我们是教务长，但在此政府下，我是不能发挥该职务的作用的。"②1949年7月，赖恩源给吴克明写信时仍称校长，但他也明确意识到："政府也许不承认你为校长，可是我们承认的，而且我要向你讨教下年度的计划。如你所知，我已向校董会呈上辞去校务长的辞职书。"③遭受挫败的赖恩源萌生了退意，提出想发挥个人特长教授宗教课程，但显然这类课程不会受到学生的欢迎。教会派势力气焰收敛、影响力渐微已成为不争的事实和无可挽回的趋势。

新的校务委员会成立之后，即开始按照新民主主义教育方针规划将来工作方向，最终决定："关于本校今后之行政方针，在思想方面力求革除过去个人主义，坚持新民主主义教育方针，建树学生为广大民众服务的思想。在学术方面，除仍设文理医三院并附设医院、农场、附中、附小、护士专科、农业专科等部门，更因本校对于理医农各科的设备较全，故将尽最大之努力而谋发展，培养实际为人民服务之真正人才，负起新民主主义建设之伟大使命，至于外国人士能遵守民主政府法令，不违反新民主主义教育方针，自愿在本校服务的，予以聘用，如别有用心则一概拒绝。"④新校长杨德斋特别表示："对赖、林等外国人士，按其技能予以适当工作，绝不容许他们再参与校政，至于他们的思想，仍然是异常顽固的，对于中国的革命理论，可以说是毫不了解，所以他们仍在幻想国民党卷土重来，以维持其原有的特殊势力，对于思想比较落后的中国同仁（特别是医院方面的同仁），正在加强他们的政治学习，提高他们的阶级觉悟，使他们都参加革命阵营为人民服务。"⑤一场轰轰烈烈的社会主义改造运动即将拉开帷幕。

① 山东省教育厅：《私立齐鲁大学情况研究》，1950年2月，0002-064-0004-026，济南市档案馆藏。
② 《吴克明等往来信件》，1948～1949年，J109-01-239，山东省档案馆藏，第232页。
③ 《吴克明等往来信件》，1948～1949年，J109-01-239，山东省档案馆藏，第234页。
④ 杨德斋：《关于齐鲁大学的简略》，1949年4月12日，0002-002-0043-003，济南市档案馆藏。
⑤ 杨德斋：《关于齐鲁大学的简略》，1949年4月12日，0002-002-0043-003，济南市档案馆藏。

三、两次"倒杨"运动：斗争不止

在返济前和返济后，新旧两个领导核心、非教会派和教会派两种势力针对齐大的控制权展开了明争暗斗，数番较量。"新派"也称非教会派，主要由杨德斋为代表的少量教员和少数激进学生组成，人数不占优势；"旧派"也称教会派，是以吴克明、孙恩三、外籍教员以及接受教会资助的学生为代表，占全体师生的大多数。因为"新派"比较靠近共产党，并且势单力薄，成为"旧派"保守势力攻击的主要目标。教会及国民党残余敌对势力暗中支持前校长吴克明、杭州校长孙恩三、教会派代表赖恩源等所谓的"倒杨派"，企图夺回校权，恢复以前的管理模式，最终在人民政府的支持及济南校区师生的努力下，两次"倒杨"运动均被平息。

1949年8月，南迁杭州的全体教职员（除少数外国教师之外）和学生均陆续返济，留济校长杨德斋对其全部加以安置，基本原则就是各归原位，各司原职，无大变动。因此至少从表面看来，教职员工相安无事，一切如初。1949年9月，教会派代表孙恩三、张汇泉、沈克非等来济南小住，带来了1949年3月在上海开会改选后的齐大校董会名单。孙恩三曾专程到济南教育局请示，表示愿意来校工作，但是济南教育局未明确答复。[①] 新的校董会名单没有获得新政府的认可，也没有获得杨德斋等人的支持和落实。1949年10月，旧派势力孙恩三、赖恩源、吴克明等人暗中支持一部分杭州返回济南的学生进行反对杨德斋的活动，操纵学生会改组选举，结果李万仓当选为学生会主席，邓向昌、康庚当选为副主席，他们均接受教会提供的生活津贴，立场顽固守旧。李万仓第一时间召开学生大会，以学校立案问题为名，发表演说煽动学生"反杨"，要求杨德斋承认上海改选之校董会名单，号召集体签名，并威胁要发动学生罢课。济南市学联了解到相关情况之后，对齐大学生会进行了批评制止。李万仓等继续活动，又到济南市教育局控诉杨德斋压迫学生，不关心学校前途，遭到济南市教育局的严厉批评。

---

① 参见《私立齐鲁大学情况研究》，1950年2月，0002-064-0004-026，济南市档案馆藏。

由于无法得到新政府的支持，以学生为前台、以吴克明等为幕后的第二次"倒杨"运动再告失败。1949 年 10 月底，孙恩三、侯德榜再次来济与杨德斋商谈校董成员名单问题，最后由杨德斋、孙恩三和各学院院长共同拟定了一名单，由孙恩三带到上海，提交给齐大校委会。① 新的校董会名单的产生方式和具体人选体现出，以杨德斋为核心的齐大新领导班子逐渐在校权之争中胜出，并在重新"合一"之后的新齐大站稳脚跟。

第二节　行政改革：运转机制的蜕变

两次"倒杨"活动的发生，一方面反映了过渡时期的齐大医学院内部矛盾重重，师生思想不统一，旧势力旧思想还相当顽固；另一方面也反映出新政府所扶持的新的校领导核心缺乏号召力、吸引力和执行力。校权收回之初，尚有为数不少的教师和学生没能及时认清形势，转变思想，对以杨德斋为代表的新的校领导团体怀有不满情绪，甚至将矛头直指共产党领导的新生政权。在这种情况下，对齐大管理层和全校师生进行一场深刻的体制变革迫在眉睫。

一、软弱的齐大校政

重新"合一"之后的齐鲁大学管理层内部分化对立严重，缺乏强有力的领导力和执行力。山东省教育主管部门在一则报告中一针见血地评论指出："齐鲁大学行政领导上是软弱无力的。"② 这主要源于学校领导班子内部的不团结。校长杨德斋既缺乏魄力和智慧进行大刀阔斧的改革，又不能发扬民主走群众路线；既不完全相信进步力量，也不敢完全依靠进步力量。校长独断专行的领导方式引发教务长的不满，而教务长经常外出参加各种会议不能安于职守又引发校长的不悦。秘书长虽然对各方关系维持较好，但对于杨德斋的"政治投机"行为颇为不耻，与校长貌合神离；而校长对于秘书长小手小脚不敢做事颇有微词。总务处虽然表面上对校长唯命是从，但也

---

① 参见《私立齐鲁大学情况研究》，1950 年 2 月，0002-064-0004-026，济南市档案馆藏。
② 《关于齐鲁大学情况一般介绍》，1951 年 12 月，A029-01-339-1，山东省档案馆藏。

曾公开对杨德斋畏首畏尾、不能坚持原则表示过抗议。与此同时,各部门各学院的负责人相互之间存在成见,彼此看不起,无法形成团结一致的合力。不管是在三个学院内部还是在校长、教务长之间的关系方面都可用"矛盾重重"来形容。每一位行政领导的群众基础都非常有限,群众威信都不是很高。校长除了私交颇密的个别师生之外没有获得压倒性的影响力,教务长只在部分年轻教职工和进步学生中有威信,三位学院的院长除了医学院院长在本院内部威信较高之外,另外两位院长亦缺乏民意基础。可以说,齐大领导班子中没有一个人能够成为全体师生的精神寄托和团结核心。

宗派思想的遗毒和旧势力的阻挠也是掣肘学校行政工作推进的重要因素。齐大自创办以来一直是教会大学,一方面受到西方教会和殖民地教育的影响很深,另一方面学校还有尚未肃清的封建思想遗留,因此宗派思想相当顽固。其具体表现就是在人事和思想上形成小圈子,崇拜西洋人的资本主义制度,强调技术至上、不问政治的片面观点。这种反对进步的消极意识在师生中广为传播,形成了一定负面影响,有形或无形地妨碍了学校行政工作的推进。[①] 前校长吴克明回到济南后不再担任领导职务,他在 1950 年 5 月写给赖恩源的信中再次表达了对杨德斋校长的批评:"我们的问题只是人事问题,如我们能获得一位适当的人员来为校长,你的留下去不会有何害处的。倘我们目前的情况长此下去,据目前的主任报告,几乎全体师生都要造反了。"[②]可见,在新政权接收初期的齐大,以西方教会为背景的旧派势力从未放弃过对学校领导权的争夺,不惜以散播反动言论、煽动学生运动的方式进行对抗,人为加剧学校内部的分化对立。

校级行政领导权的软弱和行政管理制度的缺乏使得齐大校务管理一片混乱。首先,校务会议制度名存实亡,大多数时候召集不起来,就算偶尔成功召集也形成不了有效决议,更无法贯彻执行会议决议。其次,财务管理制度漏洞很大,没有会计制度,没有预决算制度,办学经费基本都在各个学院,

---

① 参见《私立齐鲁大学 1949 年度下学期工作总结》,1950 年 8 月 15 日,J109-05-016,山东省档案馆藏。

② 《吴克明等往来信件》,1948～1949 年,J109-01-239,山东省档案馆藏,第 243 页。

系主任以上人员均有开支经费的权限,每个人都可以凭借领物单随意领取款物,浪费现象非常严重。最后,人事管理制度形同虚设,对现有教职员工的考核制度难以贯彻落实,对新员工的招募、培训和录用制度无从谈起,各级负责人可以越过校长,直接行使引荐新人入职的权利,经常先用后报、只用不报,学校层面甚至无法及时掌握齐大教职员工的准确数目。① 上述各部门各自为政、一盘散沙的局面极大削弱了齐大的内部协作力和外部竞争力,阻碍了齐大的长期稳定和持续发展。

二、积极的行政改革

针对上述混乱状况,人民政府和齐鲁大学均积极采取举措,有力推动了大学的行政改革。对于新政权的直接干预和指导,齐大方面特别是医学院师生表示出接受的态度。1950 年 5 月,医学院院长张汇泉教授写信给明思德时谈道:"关于政府对教育机构的政策,以目前的趋势来看,不论是当地政府或中央一级政府都是采取帮助的态度。"② 一方面,新掌权的人民政府加强了对齐鲁大学的监管与扶持力度,将齐大作为社会主义改造的重点对象与典型代表。齐大的主管部门华东军政委员会教育部为密切上下联系,及时了解教会大学工作情况,建立了学校报告制度。1950 年 5 月下发相关通知,要求齐鲁大学等各高校定期上交综合报告、总结报告和专题报告,其中要求每两个月进行一次两千字左右的综合报告,每半年进行一次五千字左右的总结报告,凡重要会议、专题总结、典型经验及临时发生或处理的重大问题,均需随时作专题报告。③ 另一方面,齐鲁大学内部也在新政权的领导下,不断调整与提高。1950 年的工作计划最早提出,要贯彻第一次全国教育工作会议精神,稳步地、有计划地进行学校制度、行政组织、教学组织等各方面的

---

① 参见山东省教育厅:《关于齐鲁大学情况一般介绍》,1951 年 12 月,A029-01-339-1,山东省档案馆藏。

② 《张汇泉致麦默伦函》,1950 年 5 月 15 日,J109-01-29,山东省档案馆藏。

③ 参见《华东军政委员会教育部通知》(东教秘字第 2751 号),1950 年 5 月 10 日,J-109-05-005,山东省档案馆藏。

综合改革。①

　　1951年1月，英美教会断绝对齐大的经费支持，人民政府接管齐鲁大学。4月，王大彤、徐杰等来齐鲁大学任职，并建立中共党支部，王大彤任书记，徐杰任副书记。② 4月16日，齐大校务委员会举行了与美帝国主义彻底割裂暨"新生"后的第一次校务会议。在这次会议上，确定了齐大接下来的总体任务方针："加强行政领导，调整机构，建立各种制度，树立民主作风，提高工作效率，克服过去无组织无纪律的混乱状态。"③自该决议获得表决通过后，行政领导层根据校务委员会决议的精神，积极稳妥寻求推进，陆续成立了多个委员会。为了加强和规范教职员工聘任工作，学校成立了聘任委员会，由校长、教务长、文理医三院院长及人事秘书为聘任委员会当然委员，另由三学院各推教授一人参加，人事聘任与管理制度逐渐正规。为了保证经费开支的科学化、合理化和民主化，齐大设立经费稽核委员会，由文理医三学院各派教员代表一人，工会代表及学生会代表各两人担任委员，财务管理制度日益完善。为了加强全校师生的思想政治教育工作，齐大成立政治教学委员会，由校长、教务长、政教组主任、三学院院长担任委员，积极推动全校教职员工和学生的思想改造工作。为了响应新政府提出的"健康第一"的号召，齐大组织成立了学生卫生保健委员会，由校长、总务长、公共卫生科主任组成领导小组，体育组主任、学生会团支部各推代表一人为委员。④ 与以往相比，这一时期学校决策管理层的人员构成发生了很大变化，一是学校董事会成员不再有外籍人员，二是参加决策的不仅包括教员和行政领导人，也包括了学生、工人和职员等⑤，学校管理的民主化水平明显提高。

　　经过半年努力，齐大行政改革取得一定成绩，主要包括：(1)学校行政领

---

① 参见《齐鲁大学1950年度第一学期工作计划》，1950年7月，J109-05-005，山东省档案馆藏。
② 参见《山东大学百年史》编委会编：《山东大学百年史(1901～2001)》，山东大学出版社2001年版，第446页。
③ 《齐大停止接受外国津贴后的工作总结》，1951年11月29日，J109-05-62，山东省档案馆藏。
④ 参见《齐鲁大学1950年度第二学期工作总结》，1951年7月，J109-05-016，山东省档案馆藏。
⑤ 参见[美]杰西·格·卢茨：《中国教会大学史(1850～1950)》，曾钜生译，浙江教育出版社1987年版，第429页。

导能力得到加强，学校层面增设了副校长、副教务长，医学院增设了副院长和教务主任，加强了对学校各方面事务的行政领导，提高了各部门的工作效率；（2）人事管理制度得以完善，学校增设人事秘书专员，所有教职员工的任免均呈报文教厅核准施行，使得之前人事管理混乱的局面大为改观；（3）财务管理制度得到确立，到1951年年底，齐鲁大学已陆续建立了较为完备的会计制度、预算制度、财务报销制度、现金管理制度、校产管理制度等财务制度，进一步明晰了领导关系，规定会计室归总务处领导。齐鲁医学院及医院"掌握了统收统支、专款专用原则，使经费合理使用，建立了正规的账册，各种报表能按时作账，执行了银行的现金管理制度，能把当日收的款当日送银行，达到货币及时回笼，出纳工作有了初步的改进，过去是经常短款，自规定了长款归公、短款自赔的办法，严格了交接手续后，已基本上消灭了这种短款现象"①。

三、齐鲁医院的调整

这一时期的齐鲁医院同齐鲁大学一样，也在不断地适应调整。1951年上半年，山东省民政厅干部邢山被派驻齐鲁医院开展党务工作，担任伤病员党支部书记。邢山到任之后，从新参加医院工作的几位中共党员入手，组织他们于1951年年底成立了齐鲁医院历史上第一个党小组，由邢山、孙乐武任党小组长，直接归中共齐鲁大学支部领导。② 这个初时并不起眼的党小组为扩大人民政府和中国共产党的影响作出了卓越贡献，通过耐心细致的调查了解、政策宣传和思想教育工作，在医院教职员工、学生和伤病员群体中积极活动，既保证了齐鲁医院的稳定运作，也有助于伤病员的治疗和康复，为人民政府顺利接收齐鲁医院打下了良好的思想基础和组织基础。

作为齐鲁大学附属单位的齐鲁医院，在这一时期架起了大学与政府部门合作互助的桥梁，使社会上对齐鲁大学思想落后的印象大大改观。从

---

① 《山东医学院医院1952年工作总结》，1953年1月，5-1953-02H1-03，齐鲁医院档案室藏。
② 参见《山东大学齐鲁医院志》编纂委员会编：《山东大学齐鲁医院志（1890～2000）》，山东新华印刷厂印刷，2000年，第54页。

1949 年下半年,齐鲁医院主动与山东省立医院建立密切联系,在医疗业务与行政管理方面学习取经,交流经验,互通有无。1950 年,济南市卫生局开设医学讲习所,用以培训济南各医院执业医生特别是不合格医生,聘请的主讲教员主要是齐鲁医院的医学专家,包括齐鲁医院院长赵常林在内的五名教授提供义务培训。中医学会业务讲习所开设的内科全部课程由齐鲁医院内科主任杨锡范等四名专家包揽。自人民政府提出"预防为主、医疗为辅"的号召之后,齐鲁医院马上确定公共卫生工作为医院的工作重点,专程组织学生赴鲁中南提供紧急医疗服务和卫生宣讲服务,并发动全院师生为济南市郊的一万多名居民注射疫苗。① 通过积极参与人民政府发起的医护人员培训计划和公共卫生计划,齐鲁医院初步树立了拥戴政府、医术高超、服务社会的良好形象。

1951 年 12 月,齐鲁医院正式成立齐鲁大学医学院附设教学医院院务委员会,制定印发了组织规程草案,这是齐鲁医院历史上第一个自我管理、自我提升、自我监督的文字性规程,标志着医院民主管理进入了一个崭新的历史阶段。但由于特殊的历史背景,该制度未能有效实施。

齐鲁大学医学院附设教学医院院务委员会组织规程草案②

第一条 为加强本院民主管理,协助行政上工作之改进及推行,特组织齐鲁大学医学院附设教学医院院务委员会(以下简称本会)。

第二条 本会委员会,三十一至三十七人,除以齐鲁大学校长、副校长,医学院院长、副院长、医院院长、副院长、临床各科科主任(无科主任则约请高级主治医师出席)、各科住院总医师(如无住院总医师约请高级助理住院医师出席)、医院秘书、护士专修科主任、护士学校校长及化验室、调剂室、营养室、供应室、病案室、医务组、会计室各单位主管人为委员外,并由护理科、护士专修科学生、护士学校学生、实习医师、工

---

① 参见《1949 年度第二学期工作总结》,1950 年 8 月 15 日,J109-05-0010,山东省档案馆藏,第 5 页。

② 《齐鲁大学医学院附设教学医院院务委员会组织规程草案》,1951 年 12 月,5-1952-02H1-002,齐鲁医院档案室藏。

友及齐鲁大学文教工会各推举代表一人为委员会组成人员。

第三条　本会之职责为左：

1.拟定本会工作计划及工作总结；

2.通过本院预决算并监督经费收支；

3.通过本院各种重要制度及规章；

4.建议本院重大改革事项；

5.通过学生实习计划；

6.搜集群众意见，向行政上提出建议改进工作；

7.研究上级交办事项，并协助行政完成任务；

8.研究及处理院长交议事项。

第四条　本会经民主选举之委员任期为一年。

第五条　本会以医院院长为主席，负责召集及主持会议，院长因事不能出席时由副院长代理主席。

第六条　本会会议每二月举行一次，如有需要时，可召集临时会议。

第七条　本会设常务委员会及专门委员会，其组织办法另行定立。

第八条　本会决议经医院院长转报校长批准执行。

第九条　本规程经本会通过并转报校行政批准施行，其修正时亦同。

四、争取"国立"运动

争取"国立"大学的酝酿活动最早始自于 1949 年年底，彼时齐大与华大同在一个校园，齐大学生常被华大学生讥讽为"帝国主义的走狗"，齐大学生非常不满意这种落后的政治面貌，因此改"国立"成为一些积极分子的强烈诉求。1950 年下半年，部分进步师生随着抗美援朝战争的爆发思想开始转变，发起了齐大"国立"的倡议。大部分师生认为"国立"是抗美援朝最直接的体现。随着思想教育工作的逐步推进，这些人在坚持齐大"国立"的基础上，思想动机逐渐发生转变，由追求个人私利转为从国家和人民利益出发，支持齐大"国立"主张的影响力日益扩大。1950 年年底，齐大学生会参加山东省文教厅组织的国防建设座谈会时，又提起"国立"问题。厅长孙某指出"放下抗美援朝，搞要求国立是不对的"，这个表态再次引发师生不满，他们认为这是政府不支持齐大"国立"的表现。文教厅认为，齐大部分学生并非因思想进步而支持"国立"，而是怀有利己主义动机。比如有同学认为，大学"国立"之后可以不用交学费，还可以争取更多的助学金名额，公立大学的招牌比私立大学更响亮，将来出路更广，等等。①

　　1951 年初，政务院开始在全国范围内开展肃清美帝国主义文化侵略影响的大规模学习运动，这极大提升了包括齐鲁大学在内的教会大学师生的思想认识水平。他们普遍认识到，美国对中国实施文化侵略的日子已经一去不返，教会大学人民办是不可阻挡的历史潮流，所以大部分人都支持齐大"国立"运动。具体来讲，支持齐大"国立"的动机大致有以下几种：一是对过去校方行政领导软弱无力表示不满，希望"国立"之后学校领导力能够得到加强，更好满足学生们对于业务学习和政治学习两方面的需求；二是"国立"之后可以撤换一些不称职的教职人员，加强全校师生的政治学习和思想进步，他们一致感到目前的政治教授解决不了他们的思想问题，过去几年的政治教育毫无收获，只有"国立"才能真正解决学生们的迫切需求；三是"国立"之后学校管理可以更加正规，师资队伍更加壮大，教学设备更为完善，学生培养更具优势，大大提升齐大的办学条件和水平；四是不甘心被华大讥讽为"帝国主义走狗"，迫切希望改变落后的政治面貌，积极向新政权靠拢。与此同时，也还有一小部分同学害怕"国立"，有的担心"国立"之后日常管理更加严格，不如现在的自由散漫好；有的认为"国立"之后剧增的政治学习和政治活动会挤占业务学习时间，妨碍业务提升，甚至有人听到谣言称"辅仁大学'国立'之后有几个月净上政治课，业务课停止了"②；有的担心"国立"之后学校会限制宗教信仰自由，不利于信徒师生特别是基督徒参加宗教活动。尽管有一些不统一不协调的声音，总体而言，拥护和支持齐大"国立"的呼声还是占据主流的。

---

① 参见《关于齐鲁大学情况一般介绍》，1951 年 12 月，A029-01-339-1，山东省档案馆藏。

② 《关于齐鲁大学情况一般介绍》，1951 年 12 月，A029-01-339-1，山东省档案馆藏。

正在齐大师生翘首以待学校“国立”的时候，却没能等来好消息。1951 年 12 月 20 日，中央政府公布了关于接受过美国资金资助的二十所教会大学改造名单，其中十一所被收归国有，改为公立大学，所有经费均由中央人民政府承担，这些大学包括辅仁大学、燕京大学、津沽大学、协和医学院（改为公立后改名为中国协和医学院）、铭贤学院、金陵大学、金陵女子文理学院、福建协和大学、华南女子文理学院、华中大学、文华图书馆学专科学校和华西协和大学；其他九所大学则维持私立地位，由中国人自办，政府予以经济补助，这些大学包括沪江大学、东吴大学、震旦大学、震旦女子文理学院、圣约翰大学、之江大学、齐鲁大学、岭南大学和求精商学院。[①] 由此齐鲁大学被划归私立大学序列，未能实现“国立”。教育部的决定传达到齐鲁大学之后，很多进步师生表达了失望和不满，甚至走向消沉。他们认为教育部之所以没将齐大划归“国立”，是因为杨德斋个人想保持校长地位，而私立的定位没办法帮助齐大实现脱胎换骨般的彻底改变。面对学校管理现状与弊病百出的制度设计，原先对未来改造充满希望的积极分子们开始消沉，有学生会支委退出学生会，有个别团员不再热心工作，大部分进步师生对齐大前景失去信心。[②] 在此新旧交替、人心不安的关键历史时刻，齐鲁大学亟需在新政府的领导下做出正确的历史抉择，实现根本的历史转型。直到 1952 年院系调整完毕，原齐大的各个组成部分才彻底改为国有性质，正式纳入公办教育序列。

小　结

在 20 世纪 20～30 年代收回教育权运动中，齐鲁大学在政府立案，“齐鲁医学”由此开始受中国政府管辖，受中国法律约束。不过，由于中国在政治、经济、军事等方面仍受制于西方势力，在教会教育机构中，尽管有中国人担任校长、院长等，实际权力仍普遍控制在外国人手中，齐大医学院也是如此。

---

① 参见《关于 1951 年处理接受美国津贴的学校的总结报告》，1951 年 12 月 20 日，高等教育部办公厅：《高等教育文献法令汇编（1949～1952）》，高等教育部办公厅，1958 年，第 40～41 页。

② 参见《关于齐鲁大学情况一般介绍》，1951 年 12 月，A029-01-339-1，山东省档案馆藏。

历经南迁和复校的齐鲁大学医学院，内部矛盾旧中出新，大体分成与国外势力联系紧密、受国外影响较大的教会派，即多数派、旧派，以及以留守济南的齐大人员为主的亲共产党派，即少数派、新派。即使齐大医学院主体行政机关和大多数师生南迁后，齐大原教会领导核心仍没有放弃和丧失对齐大的整体控制。中国人民解放军接管齐鲁大学济南校区及其附属医院后，以杨德斋为首的新领导班子与原领导核心形成对立，两者之竞争如暗潮涌动，并逐渐浮出水面，而从外国人手中收回教育权的呼声在齐大也愈来愈高。在新政权的强力支持下，新领导班子掌握了校政，开始按照新民主主义教育方针规划学校工作方向。然而，原领导核心不甘心丧失校权，先后发动两次"倒杨"运动，企图夺回校权，但皆因新政府强力斡旋而以失败告终。

收回教育权后，齐大医学院新的问题接踵而至，即新领导核心缺乏能力管理和改革齐鲁大学，致使齐大行政管理制度一片混乱，加之旧派势力从中作梗，齐大内部协作力与外部竞争力被极大削弱。由此，新政权又直接干预和指导了齐大的行政改革，齐大的管理权全部过渡到中国人手中，人民政府接管了齐鲁大学，英美教会则中断了对齐大的经费支持。齐鲁医院作为齐鲁大学附属单位，也不断因应调整，架起大学与政府部门合作互助的桥梁。不仅如此，在爱国主义和反对帝国主义思潮的推动下，"国立"一词所承载的进步意义使得齐大内部拥护"国立"的呼声占据了主流。然而，齐大的"国立"愿望却落了空。

第二章 教育改革与医疗服务：
业务上推行新政

　　1949 年 12 月 23～31 日,教育部在北京组织召开新中国第一次全国教育工作会议,确定"坚持教育为工农服务,为生产建设服务"的指导方针,以老解放区教育经验为基础,吸收旧中国教育有用经验,借助苏联教育先进经验。[①] 在教育改革的同时,齐鲁医学师生们在医疗卫生服务方面开启了新的改革与服务模式,特别是在抗美援朝运动中,齐鲁医学的师生们充分发挥了专业优势,组织了抗美援朝医疗队,收治了大量的志愿军伤员,为抗美援朝作出了巨大贡献。

第一节　教育改革

　　第一次全国教育工作会议,实质上是在当时特定历史时期,教育领域学习苏联的集中体现。学习苏联运动在高等教育方面表现为,采取高等教育国有化、指导思想一元化、教学内容统一化、学科设置偏理化等多种举措,推动高等教育与社会主义建设相适应。[②] 其中,关于培养工人阶级人才、服务社会主义生产建设的思想成为新中国高校教育改革的主要指导思想。正是在这一思想的倡导下,我国开始探索建立面向工农的高等教育体系。

一、招生改革

　　(一)坚持教育为工农服务,为生产建设服务的方针

　　为贯彻第一次全国教育工作会议的精神,教育部于次年 5 月 26 日发布

---

① 参见顾明远编:《教育大辞典》(增订合卷本),上海教育出版社 1998 年版,第 2936～2937 页。
② 参见张淑珍:《从学习苏联模式到建设中国特色社会主义——中国共产党对社会主义道路的探索》,山东师范大学 2016 年博士学位论文。

第一个全国高等学校招生文件《关于高等学校 1950 年度暑期招考新生的规定》,"开始有计划有步骤地培养新中国的各种专门人材和建设干部,逐步纠正过去高等学校在招生工作上的不合理状态及减少学生的投考困难"①,确定了高校招生向工农阶级倾斜的政策导向。6 月 1～9 日,教育部召开了第一次全国高等教育会议,对今后高等教育的方针、任务和若干重要步骤做出规定,马叙伦再次强调:"我们的高等学校从现在起就应该准备和开始为工农开门,以便及时地为我们的国家培养大批工农出身的知识分子。"②9 月18～29 日,教育部与全国总工会联合召开第一次全国工农教育会议,进一步明确加强工农文化教育的重大政治意义,将其定位为"巩固与发展人民民主专政、建立强大国防军、建立强大经济力量的必要条件"③。1949～1952 年,教育部几乎每年发布一次招生管理规定,对全国公私立高等学校招生工作提出统一标准和要求,在指导思想上均是为工农服务、为生产服务、为新中国建设培养技术人才。

对于包括"齐鲁医学"在内的传统教会学校而言,为工农服务、为生产建设服务的办学目标不仅是较新的表述,更是完全陌生的探索。所有在华教会大学的出发点和落脚点无一不是促进基督教的传播,培养优秀基督徒。以齐鲁大学为例,其校训"尔将识真理,真理必释尔"来自基督教经典《约翰福音》8 章 32 节,其办学目标是鼓励学生对知识、真理的不懈追求,培养具有高深知识和优良品格的基督徒。这决定了齐鲁大学在招生对象筛选和课程设置等方面,是以基督教信仰作为最重要的考量标准,而非以是否占有生产资料为依据的阶级划分,在以往办学实践中没有积累向工农阶级倾斜和服务的专门经验,因此历史转型前后的齐大面临前所未有的新挑战。与此同时,齐大管理者清楚知道,只有主动调整并适应新政府的办学目标,才能尽

---

① 《关于高等学校 1950 年度暑期招考新生的规定》,1950 年 5 月 26 日,高等教育部办公厅编:《高等教育文献法令汇编(1949～1952)》,高等教育部办公厅,1958 年,第 117 页。

② 《马叙伦部长在第一次全国高等教育会议上的开幕词》,1950 年 6 月 1 日,何东昌编:《中华人民共和国重要教育文献》,海南出版社 1998 年版,第 26 页。

③ 钱俊瑞、刘子久:《关于第一次全国工农教育会议的报告》,1950 年 10 月 14 日,本书编写组:《新中国法制研究史料通鉴》第 9 卷,中国政法大学出版社 2003 年版,第 9701 页。

快获得新政权的接纳，尽早融入社会主义建设的历史洪流。

（二）调整报考入学资格，降低工农干部入学门槛

为落实第一次全国教育工作会议、第一次全国高等教育会议、第一次全国工农教育会议等系列中央会议精神，加快培养工农出身的新型知识分子和工农干部人才，教育部陆续出台了一系列配套措施，在高校报考、入学资格等方面专门做出规定，一方面增加了思想政治方面的新规定，另一方面降低了工农出身人员的报考门槛。各地教育部门和高等学校也积极落实跟进，在党的坚强领导和各部门的合力推进下，工农阶级接受高等教育的比例空前提高，工农干部真正成为社会主义现代化建设的中坚力量。

在高等学校报考人员的思想政治方面，教育部1950年的文件规定，报考的首要条件就是"凡志愿为人民服务、身体健康"[1]，具有高级中学同等学力，有县以上人民政府或市人民政府教育行政机关证明，或县以上工会或解放军团以上政治机关证明；"研究生之招考尤应注意与国家建设之密切联系，严格选择思想进步、学业优良，有研究能力及培养前途的青年"[2]。在降低工农出身人员报考门槛方面，也做了专门规定，向有关人员进行政策倾斜，如对有三年以上工龄的产业工人、参加工作三年以上的革命干部及革命军人、兄弟民族学生、华侨学生等"考试成绩虽稍差，得从宽录取"[3]。在招生命题方面，对于工农群体倍感困难的外语考试，则降低难度和要求，允许申请免考和补修。同时要求各高校在命题时，重点考查报考者是否具备进入有关系科学习的准备条件，拒绝出偏题怪题以及超出中学课程范围的试题。如此，大学招生考试的难度大大降低，影响报考者能否进入大学学习的主要因素由考试成绩变为政治身份。

1951年4月24日，教育部根据上一年度各高等院校的招考情况，发布

---

① 《关于高等学校1950年度暑期招考新生的规定》，高等教育部办公厅编：《高等教育文献法令汇编（1949～1952）》，高等教育部办公厅，1958年，第117页。

② 《关于高等学校1950年度暑期招考新生的规定》，高等教育部办公厅编：《高等教育文献法令汇编（1949～1952）》，高等教育部办公厅，1958年，第118页。

③ 《关于高等学校1950年度暑期招考新生的规定》，高等教育部办公厅编：《高等教育文献法令汇编（1949～1952）》，高等教育部办公厅，1958年，第118页。

《关于高等学校 1951 年暑期招考新生的规定及 1950 年招生总结》,对招考工作做出补充规定,对工人、农民、革命干部的入学标准再次下调门槛,增加人数。1952 年 6 月 15 日,教育部公布《关于全国高等学校 1952 年暑期招考新生的规定》,进一步延续高等学校 1951 年招考向工农倾斜的政策导向,规定"在招考具有相当于高中毕业程度的青年时,对于产业工人、革命干部、少数民族学生及华侨学生得从宽录取"[①]。总体来看,与 1950 年相比,1951~1952 年的高校招生政策对工农考生更为宽松友好,考试科目少(外国语可免考)、录取分数低、在校生比例高等环环相扣的招生录取系列政策,极大保证了出身良好的工农人群、革命干部的大学入学率。

在中央政策的影响下,齐鲁大学及医学院在招考方面也开始了一系列改革,践行为工农服务、为生产建设服务的教育方针,向产业工人、农民、工农干部、革命干部敞开大门,培养适应社会主义建设的专门人才。起步较早、发展较快、在全国范围内都具有良好口碑和重要影响力的齐大医学院是包括工农群体在内的全国考生梦寐以求的理想学府,吸引了大量考生报考。为了尽可能回应社会各群体的报考热情,同时也为了贯彻落实教育部、卫生部大力培育医护人才的要求,齐鲁医学院"大力贯彻面向工农群众的医药政策,改革学制,大量招生,克服各种困难继续不断的重点努力做医学院与医院的扩充与改造工作"[②]。齐大医学院和护士学校在力所能及的范围内尽量扩大招生,并优先招录出身良好的工农青年和革命干部,采取短期速成和长期培养相结合的方针,不断培养和输送社会急缺的医护人员。

向工农倾斜的高校招生政策导致的直接结果就是齐大医学院学生人数的暴增。齐大曾在报告中专门指出:"本校本学暑期奉准招生后,即积极筹备进行,于八月一、二两日考试,八月十五日发榜,本校此次招生报考人数较多,又因响应卫生部号召对医药、护士学生尽量扩张招收,故录取人数超过

---

① 《关于高等学校 1952 年暑期招考新生的规定》,1952 年 6 月 15 日,高等教育部办公厅编:《高等教育文献法令汇编(1949~1952)》,高等教育部办公厅,1958 年,第 124 页。

② 《齐大 1950 年度第一学期工作计划》,《解放后齐大工作计划、大纲、规章制度等方面的文件》,1951 年 5 月,J-109-05-005,山东省档案馆藏。

历年记录。"①华东军政委员会教育部部长吴有训致函齐鲁大学，要求："凡合乎上项规定而录取的学生，报到入学后应特别照顾，指定专人（教员或助教）负责予以补习，如此项学生人数较多，可在本校设班集中补习，以便提高其现有水平，更好的加强文化科学的学习。此不独为一文化教育任务，益且为重要政治任务。"②可见，教育行政部门对生源质量下滑有一定的思想准备，但客观上讲，这是新中国成立初期国家建设对人才需求的权宜之计。

（三）招生名额统一分配，招生考试统一组织

统一招生或联合招生有利于提高效率、统一标准，在短期内迅速实现中央政府教育管理权的落实，更好实现教育为国家建设服务的目标。新中国成立之前，各高等学校采取的一直是单独考试、单独招生的政策，招生考试的主动权和管理权均掌握在各高校手中。正如第一任教育部部长马叙伦在第一次全国高等教育会议开幕词中所总结的："中国过去是一个半殖民地半封建国家，经济政治的不统一，反映到高等教育方面，就是极端的无政府状态，各立门户，各自为政。"③新中国成立之后，为了更好地培养国家亟需的专门人才和建设干部，特别是落实教育为工农服务、为生产建设服务的指导方针，新成立的教育部有意逐步收回高校招生权，建立全国统一的高等学校招生考试制度。

为贯彻落实教育部统一招生的政策，齐鲁大学于 1951 年正式驶入国家统一招生新轨道，招生名额由华东军政委员会教育部统一核定，招生考试不再单独组织，报考人员参加华东区统一考试与山东高校联合招生考试。1951 年 6 月 16 日，华东军政委员会教育部致函齐鲁大学："你校今年暑期招生既分别参加华东高校统一招生与山东高校联合招生及委托华北与中南办理，应无单独公布招生简章之必要。各校招生名额正呈请中央教育部核示

---

① 《私立齐鲁大学六月、七月份综合报告》，1951 年 8 月，J109-05-32，山东省档案馆藏，第 178～180 页。

② 《中央华东教育部齐大关于废除入学保证书和招生规定章程的通令、函知、报告等，1950～1952》，1950 年 9 月 5 日，J109-05-01，山东省档案馆藏。

③ 《马叙伦部长在第一次全国高等教育会议上的开幕词》，1950 年 6 月 1 日，高等教育部办公厅编：《高等教育文献法令汇编（1949～1952）》，高等教育部办公厅，1958 年，第 13 页。

中,未奉批复并转知你校招生名额不得自行公布。"①最终,齐鲁大学申报招生名额285名,教育部批复245名,总名额压缩了40名。被压缩的名额主要集中于文史类专业,医学类专业名额不减反增。齐大医学院申报招生名额65名,教育部却批复80名,后又追加至100名,加上在其他大区单独招收学生6名,齐大医学院仅1951年就招入106名新生,是齐大医学院学生数最多的一届,也是最后一届(详见表2.1)。

表 2.1 1951年暑期齐鲁大学招考新生录取、注册人数

院别	各科系组	招生名额(名)	注册人数(名)	注册与录取比(%)	录取人数				
					总计(名)	第一次(名)	第二次(名)	广州考区(名)	单独招生(名)
文学院	经济系	10	7	78	9	9	—	—	—
理学院	天文算术系	10	9	90	10	10	—	—	—
	物理系	10	11	79	14	14	—	—	—
	化学系	20	18	95	19	19	—	—	—
	生物系	15	11	73	15	15	—	—	—
	药学系	35	32	80	40	39	—	1	—
医学院本科(名)		80	93	88	106	100	—	5	1
总计(名)		180	181	85	213	206	—	6	1

资料来源:《中央华东教育部齐大关于废除入学保证书和招生规定章程的通令、函知、报告等,1950~1952》,1951年9月17日,J109-05-01,山东省档案馆藏。

招生名额分配向医学类专业倾斜的举措,一定程度上反映了国家对医学人才的需求与重视,也反映出"齐鲁医学"在医学教育界的地位和口碑。同时,由各省管理的各公私立护校、产校、医士学校的暑期招生,从1951年开始统一招生,山东省下发通知,要求各学校提前报备招生名额。齐大医学院

———————

① 《中央华东教育部齐大关于废除入学保证书和招生规定章程的通令、函知、报告等,1950~1952》,1951年6月,J109-05-01,山东省档案馆藏。

1951 年向省政府卫生厅报备护校招生名额 30 名,后又根据需求追加了 10 名,获得批准,录取时又增加了 10 个机动名额,录取人数达到 50 名。急剧增长的医护专业招生数量对学校的基础校舍、教学设备和师资力量都提出了很大挑战。为此,教育部专门指示:"各级学校修建设备,必须采取因陋就简,就有学校增班为主,建新校为辅的办法。由于'三反'和'五反'运动,各地修建机构多被动乱,修建经费较少,时间又很急迫,各级学校修建设备,若不采取因陋就简、增班为主、建校为辅、充分利用现有设备校舍……就很难及时解决校舍问题。"①齐大医学院也正是按照增班为主、建校为辅的原则,充分利用多种资源,克服种种困难,最大限度地在增加招生数量的同时,保证学生的教育质量,为新中国培养亟需的医学人才。

二、教学改革

济南解放之初,齐大管理层就已经意识到,原有的为教会服务、为旧政权服务的办学理念和教育方针必然招致新政权的否定,于是主动调整适应。齐大根据教育部、华东军政教育部及山东省府文教厅的指示,稳步地、有计划地、有重点地采取一系列改革措施,涉及管理制度、行政组织、教学组织等多个方面②,从而努力创造条件,争取以理论与实际相一致的教育方法,为培养具有高度文化水平、掌握现代科学知识和技术成就、全心全意为人民服务的高级国家建设人才而努力。

（一）改革学制学时

为培养大量医师人才,齐大医学院根据全国卫生会议的决定,贯彻面向工农、增进广大人民群众健康的方针,将过去七年旧学制改为五年新学制。旧有学生六班亦根据同一原则缩短年份。③ 亲身经历了这一学制改革的张茂宏回忆道:"我们原来是七年制,1952 年院系调整后根据上级规定缩短学

① 《关于实现 1952 年培养国家建设干部计划的指示》,1952 年 7 月 8 日,中华人民共和国教育部办公厅编:《教育文献法令汇编(1949~1952)》,中华人民共和国教育部办公厅,1960 年,第 46 页。

② 参见《齐大 1950 年度第一学期工作计划》,《解放后齐大工作计划、大纲、规章制度等方面的文件》,1951 年 5 月,J-109-05-005,山东省档案馆藏。

③ 参见《解放后齐大工作计划、大纲、规章制度等方面的文件》,J-109-05-005,山东省档案馆藏。

制,各年级缩短时间不一致,我班当时已是五年级,要求缩短半年,即六年半毕业,定为1954年1月1日毕业。因为我们又担任了3个月的助理住院医师,故最后在1954年4月才毕业,距七年制正常毕业时间只提前了3个月。"[1]按照之前七年制的课程安排,前三年是基础医学理论学习阶段;四年级开始转入临床课阶段,进入医院,在老师的指导下进行检查等操作;五年级和六年级开始在医院见习,跟上级医生查房,看老师示教;第七年开始实习,通过一年临床工作达到住院医师的水平,同时带领见习医生做化验。七年学制的突然压缩打乱了之前的教学计划,山东医学院一方面对"老生"采取了循序渐进、逐渐过渡的方式,另一方面采取"新生新办法",迅速制定了新的学生培养方案。

在学时改革方面,教育部特别强调要减轻学生负担。除要求以理论与实际一致的教育方法进行有计划的教学外,更要求学生在正课学习之余,须有适当的体育活动及休息时间,以保障他们的身体健康。政务院1951年8月6日公布的《关于改善各级学校学生健康状况的决定》规定,高等学校学生每日上课、自习时间不得超过9小时,每周学习时数,包括上课、自习及实验、实习、绘图、讨论、时事学习或政治讲座等,最多不得超过54小时。[2] 以上规定的出台,既是为了保证学生的身体健康,更是体现了中央政府对高校办学权和管理权的进一步回收,是计划制在高教领域的具体表现。齐大医学院严格执行了这些规定,在1950年上半年的总结报告中专门提及"严格遵守了50学时的规定"。在多种举措并举的情况下,齐大医学院对每周上课时数进行了调整,既保证了学生的学习效果,坚持了教学方面的高标准严要求,同时又确保了学生的身体健康。

(二)改革教学课程

新中国成立后,全国高等学校主动践行共同纲领的主张,按照"以理论

---

① 张茂宏:《从医留痕》,山东大学出版社2017年版,第51页。

② 参见《关于各校拟定1951年度教学计划时应注意的几项原则的指示》,1951年8月21日,高等教育部办公厅编:《高等教育文献法令汇编(1949~1952)》,高等教育部办公厅,1958年,第64~65页。

与实际相一致的教育方法,培养具有高度文化水平,掌握现代科学与技术的成就并全心全意为人民服务的高级建设人才"的培养目标,进行了初步的课程改革探索,取得了一定成效,但是尚有诸多不足,"还不是民族的、科学的、大众的,还不能符合新中国建设的需要"①,亟需深化改革。1950 年 7 月 28 日,政务院召开第 43 次政务会,确定了高等学校课程改革的方向,提出了若干改革意见。② 1951 年又补充了若干规定,包括把爱国主义思想教育贯彻到每一门课程中,而不仅限于政治课。③ 这些改革要求为全国高等学校的课程改革指明了方向。

在课程改革方面,1950 年初医学院开始执行课程草案,采用新的教学计划与教学大纲。医学院与药学系的新课程既符合全国卫生会议所拟定的医学院与药学课程草案,同时又结合了学校的实际情况,从而拟定了一套暂行课程方案。除护士、医学化验等专修科外,其余科院系课程百分之九十以上符合课改决定。④ 1950 年下半年,医学院遵照教育部及卫生部课程方案把入学初期与高中重复的课程去掉,把医前期与医后期重复的课程也进行精简,人体解剖学的课时由 500 个钟点减为 300 个钟点,并着重分科与重点教育。护专各科课程加强有系统的结合与联系,内科、外科、营养学、解剖生理及预防生理、药物功用等各科互相配合,方便学生将所学各科的知识联系起来,而且可对某病有一系统的概念。同时自该学期起,护理教员随班听医师讲授医理,各科护理加授预防医学与公共卫生学,使学生对某种疾病与社会全面健康之关系有深切认识。

在教学组织与教材方面,医学院各科于 1950 年初按照内容相近性组织了八个教研组,各门课程虽然都有单独的研讨,但在各教研组中未详加计划

---

① 《关于实施高等教育学校课程改革的决定》,1950 年 7 月 28 日,高等教育部办公厅编:《高等教育文献法令汇编(1949～1952)》,高等教育部办公厅,1958 年,第 59 页。

② 参见《关于实施高等教育学校课程改革的决定》,高等教育部办公厅编:《高等教育文献法令汇编(1949～1952)》,高等教育部办公厅,1958 年,第 59～60 页。

③ 参见《关于各校拟定 1951 年度教学计划时应注意的几项原则的指示》,高等教育部办公厅编:《高等教育文献法令汇编(1949～1952)》,高等教育部办公厅,1958 年,第 64～65 页。

④ 参见《齐大 1949 年度下学期及 1950 年度第二学期工作总结之有关案卷》,J109-05-016,山东省档案馆藏。

深入研究。各科的课代表制形式上开始启动,但实际上未能普遍执行。有的班选出课代表,但是他们多半流于学务主义,作作传达、通通消息,但在教学意见上则未尽其反映的责任。① 在教材内容的改进方面,医学院老师们在精简教材上下了一番功夫,努力采用中文课本讲义。但医学院的高年级课程,还无法采用中文教学,原因是中文书籍缺乏而教师们又一时编著不来。有些教师为克服此种困难而不断努力,力争将中文讲义或课本(如组织学、解剖学、生物化学、生理学、皮科学等)都能编印出来。② 在学生实习方面,开展以保障政治学习为中心的课外活动,特别是体育活动,学生辅导组、学生会、青年团统一课外活动的领导。护专要求采用理论与实际相一致的教学方法,每上课一小时就实习两小时。"实习地点有本校附小卫生所及本校附属医院各科病房及门诊手术室等。护专学生实习时,除病房护士长经常指导外,本科护理教员在学生第一、二次入病房实习时,必随同指导,使学生明确重点,联系实际。护专拟组织教员与教学医院病房护士长联席会,每两周开会一次,进行有关学生实习等业务研究并制定学生实习报告编,使学生每日填病房护士长分配之工作,以便教员及时了解学生理论接受与实习的结合情形。"③以上各种教学课程改革措施使齐大教育更加适应新中国建设的实际需要。

(三)改革思政课教学

政治教学改革是教会大学向新民主主义政权领导下的大学转变的重要标志。把师生思想有效地转变为拥护共产党的领导,统一到为人民服务、为国家建设服务上来,是思政课教学改革的重要任务目标。教育部对高等学校政治思想教育高度重视,规定了工作方针和任务,主要方针是"根据《中国人民政治协商会议共同纲领》所规定,首先肃清封建的、买办的、法西斯主义

---

① 参见《齐大 1949 年度下学期及 1950 年度第二学期工作总结之有关案卷》,J109-05-016,山东省档案馆藏。

② 参见《齐大 1949 年度下学期及 1950 年度第二学期工作总结之有关案卷》,J109-05-016,山东省档案馆藏。

③ 《解放后齐大工作计划、大纲、规章制度等方面的文件》,J-109-05-005,山东省档案馆藏。

的思想,树立正确的观点和方法,发展为人民服务的思想"①,认为"民族资产阶级及小资产阶级思想中,也存在着不同程度的非民族的非科学的非大众的思想,改造也是必要的。只有改造过的知识分子才能适应革命与建设工作的广泛需要"②。因此,思政课教学改革势在必行,改革重点就是"废除三民主义和其他一切不符合马克思主义理论的历史和政治课程"③,代之以以马克思主义为指导的新设课程,主要包括马列主义政治理论、社会发展史、国际关系和时事等,培养学生的爱国主义情感。讲课的教师都是经过专门训练的中共党员或革命干部。

在政治教学方面,1950 年 4 月,齐大正式成立了政治教学委员会(由校长、各院长、政治教员、文教工会主席与学生会代表组成),这是贯彻执行上级政治思想教育政策知识的最高组织。同时在教务处下设立了政治教学组,具体执行政治教学委员会的决议,其主要任务是搞好政治课与政治讲座的学习与讨论。④ 在理论教学中,齐大开展了以爱国主义为核心的主题教育,内容包括历史唯物论、土地改革、阶级斗争、社会发展规律和国际主义等。政治课分为四班,两班学社会发展史(212 人),两班学新民主主义论(163 人),上下学期交换上课。教育的初步结果是,师生们普遍认为"在今天,在新民主主义的学校里,爱国主义应成为一切思想政治教育的中心内容、出发点和基础。不使学生懂得为何和如何热爱自己的祖国,就不能使学生更加热爱全人类的解放事业"⑤。经过两个学期的政治课程学习之后,学生们的爱国主义热情被充分激发和调动起来,政治觉悟也比以往大有提高。

---

① 《附件一:关于高等学校政治课教学方针、组织与方法的几项原则》,1950 年 6 月 1 日,高等教育部办公厅:《高等教育文献法令汇编(1949~1952)》,高等教育部办公厅,1958 年,第 78 页。

② 《关于全国高等学校暑期政治课教学讨论会情况及下学期政治课应注意事项的通报》,1950 年 6 月 1 日,高等教育部办公厅编:《高等教育文献法令汇编(1949~1952)》,高等教育部办公厅,1958 年,第 77 页。

③ [美]杰西·格·卢茨:《中国教会大学史(1850~1950 年)》,曾钜生译,浙江教育出版社 1987 年版,第 431 页。

④ 参见《齐大 1949 年度下学期及 1950 年度第二学期工作总结之有关案卷》,J109-05-016,山东省档案馆藏。

⑤ 《齐大 1949 年度下学期及 1950 年度第二学期工作总结之有关案卷》,J109-05-016,山东省档案馆藏。

之前齐大医学院毕业生可以同时获得齐鲁大学和加拿大多伦多大学两个学校的学位证,1950 年,医学院学生为了表达爱国主义思想和教育主权意识,宣布放弃加拿大授予的医学博士学位。[①]

除了课堂教学,学校还定期开设政治讲座,即全校性的政治大课,对学校师生进行深入教育与改造。全校学生被划分为七个学区,由学生自选学区委员会,掌管各学区学习讨论的具体工作,政教组分别予以指导帮助。学习内容由政教组统一筹划,如 1950 年上半年进行了"反对美帝国武装日本""镇压反革命""新爱国主义"等三个单元的教育。邀请的主讲人大多是校外负责同志,学校也及时利用讲座时间,由政教组将学习中的现实思想问题予以分析和总结。总体上看,1950 年的政治教育取得一定成效,由于课堂教学与课外活动实现了某种程度的配合,思想政治教育更有效率、更有效果、更符合实际。

第二节　公卫服务

新中国成立前,由于常年战争破坏和公共卫生基础薄弱,全国各地疾病肆虐,严重威胁广大人民群众的生命健康安全。新中国刚成立时,全国卫生的总体情况是人口多,疾病多,死亡率高。据统计,1950 年我国有十几个省、市相继发现群众感染血吸虫病,并且部分省市疫情相当严重;丝虫病和钩虫病也很严重,当时全国有 3099 万人患有丝虫病,居世界第一位;山东有丝虫病患者 500 万,是全国丝虫病流行最严重的地区之一[②];全国多地爆发过鼠疫;梅毒的患病率也很高,某些少数民族地区的情况更是严重。新中国成立后,为改善国家的卫生状况,提高人民的健康水平,党和政府高度重视并大力发展卫生防疫事业。毛泽东在 1951 年 9 月 9 日关于加强卫生防疫和医疗工作的指示中就强调:"今后必须把卫生、防疫和一般医疗工作看作一项重

---

① 参见《院校合一,"齐鲁医学"迈入新时期》,袁魁昌主编:《齐鲁医学往事》,山东大学出版社 2017 年版,第 256 页。

② 白剑峰:《别了,丝虫病——写在我国率先在全球消除丝虫病之际》,《人民日报》2008 年 11 月 13 日。

大的政治任务,极力发展这项工作。"①卫生部也指示各级各类医疗机构积极
参与到卫生防疫工作中,主动走进群众、服务群众。在这种历史背景下,齐
鲁大学医学院及附属医院的师生们充分发挥专业特长,积极参加政府组织
的各类公共卫生服务工作,受到社会各界和人民群众的广泛好评。

一、参与医疗救灾

自 1950 年夏天起,山东各地陆续发生严重的洪涝、冰雹、瘟疫等灾害,全
省各地开始组织灾害互救。1951 年春,鲁中南地区(临沂、枣庄、济宁部分县
市)再次发生严重灾害,济南市医学会组织发动全市医务人员自愿报名参加
济南市鲁中南灾区慰问团医疗队,调查和治疗营养性水肿等疾病。最终选
拔医师 22 人,除赵继光大夫外,其余 21 人均为齐大附属医院大夫及学校医
学院第六年级同学(见习医师),其中齐鲁医院院长赵常林亲自参加并担任
副队长②,医院的张崇德、徐振东、孟宪英 3 名大夫及 17 名实习学生,组成三
个医疗分队,于 4 月 5 日出发分赴曲阜、蒙山、汶上、济北、兖州等地开展工
作,主要内容为水肿病诊治(以汶上、济北二县为主),班疹、伤寒、沙眼、蛔虫
等传染病的检查及诊治,一般疾病的诊治(以汶上诊治为最多),医务技术座
谈会(在曲阜、汶上、济北及蒙山举行),为地方工作干部诊病(曲阜、兖州、汶
上为多),为学生做健康检查(曲阜),组织并训练当地医生(汶上),组织并训
练当地助产人员(汶上),办理学校卫生(汶上),生命统一调查(济北),水肿
病研究(济北),细菌学检验检查工作(汶上及济北),施行外科手术(济北及
兖州)等 13 项工作。③

经过三个星期的工作,医疗队取得了丰硕成绩,获得当地人民的热烈欢
迎与肯定。三队共诊治了营养性水肿病患者 422 人(925 次),其他疾病 6522

---

① 中共中央文献编辑委员会编:《建国以来毛泽东文稿》第 2 册,中央文献出版社 1987 年版,第
446 页。

② 参见《骨科专家赵常林教授》,齐鲁大学校友会编:《齐鲁大学八十八年(1864～1952)——齐
鲁大学校友回忆录》,现代教育出版社 2010 年版,第 202 页。

③ 参见《鲁中南灾区医疗队工作总结》,1951 年 10 月,J109-05-32,山东省档案馆藏,第 155～
158 页。

人,研究水肿病 36 例,训练当地医生 5 人(汶上),为干部诊病 232 人(曲阜、兖州),为学生查体 59 人(曲阜),做沙眼检查 200 人,奠定了汶上学校卫生及妇婴卫生的初步基础。在汶上做了蛔虫病的研究,在济北、汶上做了黑热病调查,共诊查 295 人,在曲阜对卫生干部讲述了六种重要疾病常识,在济北座谈会时给全县卫生干部报告了研究水肿病的结论。汶上分队特别努力,诊病人数占全队诊病人数的十分之七,博得各方人士的好评,获得不少慰问信和红旗。济北分队的水肿病研究也给予当地工作者不少帮助。其间还向当地赠送了一批药品,共 29 种,合人民币 241.9 万元(旧元)。①

通过参加救灾活动,医疗队员们得到很多收获。大家事前思想上的准备相当充分,吃苦耐劳的精神和团结一致的态度都表现得很好,纷纷表示"政治觉悟提高了,了解了生产救灾政策之正确,各级行政干部为人民服务的积极精神,说明了人民民主的革命的本质";"对于营养性水肿的研究,也有了初步的收获;对地方卫生人员在技术上予以协助,得到了很大同情与欢欣"。② 在取得一定收获的同时,参加者也对工作中存在的问题进行了深刻反思,比如,"和当地卫生干部的联系不够,在济北县最差,大家只注意工作数字,忘了工作效率。事前对地方的了解不详细,原来只计划济北一处,结果分了三处,以致手忙脚乱。带的药品太少,检验器材太少,照相的器材太少,工作效率受了限制。医学人员太少,时间上感觉不够,水肿病的研究未能完成"③,等等。这些成效与不足为医学院及医院将来参加相关救灾活动提供了宝贵经验。

1950 年 12 月,皖北地区遭受严重水灾,亟需支援。齐大广大教职工和同学积极响应政府号召,纷纷投身到救济皖北灾胞中去。一方面,在全校范围内发起了募捐活动,大部分教工都秉持"一件寒衣万分有爱"的精神,捐出 100 元,厨房工人李执禄捐出了 200 元,一名吕姓的打更夫更是捐出 10 万

---

① 参见《鲁中南灾区医疗队工作总结》,1951 年 10 月,J109-05-32,山东省档案馆藏,第 155～158 页。

② 《鲁中南灾区医疗队工作总结》,1951 年 10 月,J109-05-32,山东省档案馆藏,第 155～158 页。

③ 《鲁中南灾疗队工作总结》,1951 年 10 月,J109-05-32,山东省档案馆藏,第 155～158 页。

元,表现出对受灾同胞的高度热爱。另一方面,为扩大募捐范围,齐大专门成立了"齐大剧团",排演《钢铁是这样炼成的》等舞台剧,借铁路局职工俱乐部的场地演出了七八天,产生了广泛的社会影响,募集到救灾款千万元。[①]本次救灾援助工作,为受灾的皖北地区灾民提供了一定的经济支持,缓解了他们的物质困难。

二、疫病防治服务

1950 年夏季进行的伤寒霍乱预防注射工作是齐大医学院师生参与的一项规模较大、时间较长的重要工作。[②] 根据济南市 1950 年夏季防疫会的决定,除在齐大附设医院设防疫站经常注射预防针外,济南市郊第十一区也归齐大管理,负责霍乱伤寒的预防注射。1950 年 6 月 19 日,齐大召集各单位负责人举行座谈会,正式宣布接受这项任务并开始动员。6 月 21 日,齐大医学院在周会时间举行师生全体会议,报告此次工作的重要性及筹备情形。6 月 24 日 4 时半,齐大医学院及部分其他学院经过注射培训的师生共 400 人在办公楼前集合,5 时出发,7 时到达工作地点。政府配置了带有广播器的宣传卡车一辆,到达预定地点后即进行广播宣传,各组组长会同各组组员,分赴指定地点,按照既定计划开始工作。除注射预防针外,师生们还随时向市民进行知识普及与宣传,介绍防疫工作之重要性,市民们亦纷纷提出许多有关卫生的问题,各组组长分别予以解答。计全区域有 14560 人,8007 人接受注射,比例约 55％,取得了突破性进展。此次注射工作,严格执行一个针头煮一次注射一人的规定,一方面可保证消毒,另一方面也给受注射者输入了正确的卫生观念。洗净用过的棉花球,煮过再用,创造了节省物力的新经验。工作结束后,师生们总结分析了此次工作存在的不足,比如事前准备不够,没有机会对群众进行教育,动员工作做得不够,选择的时间不合适,正值

---

① 参见《私立齐鲁大学十月、十一月份综合报告》,1950 年 12 月,J109-05-32,山东省档案馆藏,第 170 页。

② 参见《私立齐鲁大学六月、七月份综合报告》,1951 年 8 月,J109-05-32,山东省档案馆藏,第 174～177 页。

秋种农忙之时,没有照顾到人民的生产,等等。

1951年3月24日,齐大医学院学生又响应政府号召,主动参加志愿种痘工作。报名同学共计62人,分为两个大队36个小组,第一大队施种地区为郊一区,计57个村;第二大队施种地区为郊二区,计41个村。两区居民共计37153人,施种人数为12351人,施种率为33.2%,创历史新高。① 这次种痘工作充分体现了齐大医学院学生为劳苦人民服务的精神,赢得了郊一、二两区人民的一致好评。

此外,医学院的师生还牵头举行破除迷信活动。3月27日,齐大举行"为青岛顾仁恩假借治病造谣惑众事件扩大座谈会",医学院主任教授田仲济、讲师田维中、主任教授高学勤及学生代表相继发言,指出顾仁恩②赶鬼治病既不符合医学真理,又不符合医学精神,政府应依法惩办,以正视听。③ 在崇尚科学、反对迷信的新时代背景下,掌握医学知识权威的"齐鲁医学"人对封建迷信行为的立场,对普通人具有极强的引导性和示范性,取得了事半功倍的效果,产生了极大的社会影响。

三、公共卫生教育

为了提升社区服务能力,"齐鲁医学"高度注重公共卫生教育,逐渐摸索出一套行之有效的公共卫生服务体系。首先,齐大医学院在公共卫生课的实践教学方面进行了大胆改革与尝试,改正过去教条主义的教学方法,为理论联系实际创造条件。与济南市卫生局洽妥商定济南市第四区为卫生实验区,包括7万名市民,拟有计划有重点地展开卫生保健工作,进行生命统计,改造旧接生婆,实施秋季种痘,改造与训练该区医生,等等。与此同时,护专

---

① 参见《齐鲁大学一九五一年二月、三月综合报告》,1951年4月,J109-05-32,山东省档案馆藏,第168~170页。
② 顾仁恩,又名顾云鹏、顾约瑟,1906年生,浙江杭州人。1949年起,顾仁恩前往杭州、天津、苏州、无锡、上海等地进行宗教宣传,发表对新政府不友好的言论。1951年顾仁恩在青岛"布道"期间,继续散布反对执政党、反对新政权的言论。1951年3月,顾仁恩被青岛公安局以"反革命"的罪名逮捕。随后,全国各地迅速开展了对顾仁恩的控诉运动。
③ 参见《齐鲁大学一九五一年二月、三月综合报告》,1951年4月,J109-05-32,山东省档案馆藏,第168~170页。

也提高了对公共卫生课程的重视程度，择选 5 名优秀护士派往北京协和学习公共卫生知识，计划以本校教学医院为基础开展公共卫生教育。① 教育先行、实务跟进、社区落地的模式，是"齐鲁医学"理论联系实际、积极探索的产物，对济南市公共卫生服务事业的发展与进步作出了重大贡献。

齐大医学院和医院的知名教授们积极响应党的号召，努力参与各项社会卫生工作，为新中国培养急缺的医学人才。1949 年 12 月，齐鲁医院院长赵常林和济南市医务界知名人士发起并成立济南医学讲习所，次年改名"市医务进修学校"，培养中西医结合人才。② 1950 年，齐鲁医院检验科专家于复新教授担任新中国第二届人民代表会议特邀代表、华东区皮肤花柳病防治委员会委员、山东省科普协会筹委会委员等，先后受卫生部、华东卫生部、青岛海军医院等邀请，实地指导工作或帮助建立检验科。③ 1951 年 11 月，齐鲁医学院和医院皮肤科教授尤家骏接受山东省卫生厅委托，为新成立的山东省麻风病调查队提供培训，给全省各地抽调上来的 30 名医护人员亲自上课。半个月后，尤家骏带队对山东省内七县进行了为期三个月的实地调查，向政府有关部门献计献策。④ 1951 年，齐鲁医院高学勤教授以山东省人民政府麻风病普查、防治工作组第四组组长的身份，带队赴海阳县开展工作。在海阳曹村确诊了 400 多名麻风病患者；在邢庄休养所，为 144 名休养员做了查体诊断；在生产村，治疗了 320 多名传染病患者；在湖八村等处治疗了 500 多名病人。⑤ 在此期间，高学勤还指导海阳县医院改进治疗和护理措施，不仅提高了治疗效果，也为病人节省了医药费开支，受到当地政府和民众的好评。

---

① 参见《解放后齐大工作计划、大纲、规章制度等方面的文件》，J-109-05-005，山东省档案馆藏。
② 《骨科专家赵常林教授》，齐鲁大学校友会编：《齐鲁大学八十八年（1864～1952）——齐鲁大学校友回忆录》，现代教育出版社 2010 年版，第 202 页。
③ 《自学成才的检验学专家于复新教授》，齐鲁大学校友会编：《齐鲁大学八十八年（1864～1952）——齐鲁大学校友回忆录》，现代教育出版社 2010 年版，第 185 页。
④ 贾玉华：《尤家骏：丹心为民，以抗"天刑"》，袁魁昌主编：《齐鲁医学往事》，山东大学出版社 2017 年版，第 364 页。
⑤ 参见《高学勤：中国医学界传奇人物》，袁魁昌主编：《齐鲁医学往事》，山东大学出版社 2017 年版，第 380～381 页。

第三节　支援战争

一、踊跃参军参干

　　1950 年 10 月,以美国为首的所谓"联合国军"把战火烧到我国鸭绿江边,美国飞机频频飞到我国东北地区上空,直接威胁着我国的国防安全。1950 年 12 月 1 日,中央人民政府人民革命军事委员会及政务院发布了《关于招收青年学生、青年工人参加各种军事干部学校的联合决定》,要求各地尽快成立"军事干部学校招生委员会",招收青年学生及青年工人入学。同日,共青团中央及全国学联分别号召团员们和同学们响应祖国庄严的号召,积极参加各科军事干部学校的动员活动。[1] 12 月 8 日,教育部下发《关于胜利完成各种军事干部学校招生计划的指示》,要求:"各学校应向同学进行普遍深入的宣传教育工作,必要时得占用上课时间,使全体同学正确认识当前的政治形势,美国帝国主义的侵略野心,它支持蒋介石残余匪帮、侵略朝鲜、侵略台湾、轰炸东北和武装日本的罪行,都是敌视中国人民的;认识参加国防建设、保卫人民的胜利果实、保卫祖国的安全、保卫亚洲与世界的和平,是为国家建设服务、为人民服务最光荣的岗位;发扬中国青年学生参加革命武装斗争的光荣传统和爱国主义的精神,提高同学的政治觉悟,在自愿的基础上踊跃报名,掀起青年学生爱国主义的新高潮,争取迅速完成任务。"[2]来自齐鲁大学各院系的莘莘学子,毅然投笔从戎,掀起了参加军校和参军参干的热潮。

　　1951 年 6 月,齐鲁大学邀请从朝鲜战场归来的《谁是最可爱的人》一文的作者魏巍来校作报告,地点就在物理楼对面的小礼堂。齐大学生聆听了魏巍在朝鲜战场上的见闻后群情激奋,掀起了报名参军、抗美援朝的热潮。

---

　　① 参见《中央人民政府人民革命军事委员会 政务院关于招收青年学生青年工人参加各种军事干部学校的联合决定》,1950 年 12 月 1 日,高等教育部办公厅编:《高等教育文献法令汇编(1949～1952)》,高等教育部办公厅,1958 年,第 51 页。

　　② 《关于胜利完成各种军事干部学校招生计划的指示》,1950 年 12 月 8 日,中华人民共和国教育部办公厅编:《教育文献法令汇编(1949～1952)》,中华人民共和国教育部办公厅,1960 年,第 52 页。

100 多名学生当场报名，经学校党组审查后，最后只批准了 9 名同学入伍，其中包括陆军 3 人，海军 3 人，空军 3 人。齐鲁医学院的韩铨师是应征加入空军的一员，他对当时的情形记忆犹新："经过严格的体检，市政府的宴请欢送，我们 9 人在 7 月初的一天，个个身披大红花，锣鼓喧天，被全校师生簇拥着一直到了车站。那一刻我感到无比的光荣和自豪。别了我的父母家人，别了我的同学和齐大母校，结束了我在齐大四年的大学生活，开始到军队中接受新的磨练。"①可见齐大学子积极投身抗美援朝、甘为祖国牺牲的拳拳之心。

二、组织抗美援朝医疗队

从 1951 年底到 1953 年初，齐鲁大学医学院和齐鲁医院先后组织了五批抗美援朝医疗队。第一批由沈元津带领 17 名队员于 1 月 18 日出发，奔赴山东省内多所医院，提供查体诊断和诊疗，返回时分为两组，分别于 2 月 23 日和 3 月 8 日回到学校。这支抗美援朝医疗队，是齐鲁医学院的老师和同学、齐鲁医院的大夫、护士以及工人同志们自觉、自愿参加组织起来的，是齐大积极献身革命工作的带头行动，是齐大爱祖国、爱人民，不怕吃苦、为人民服务的具体表现。医疗队的同志们除了给参加抗美援朝的战士们提供医疗服务之外，也给当地老百姓治病，确实做到了面向农兵的要求，受到了伤兵员及农民大众的热烈欢迎，也收获了很多光荣锦旗和"白衣战士"牌匾。

第二批抗美援朝医疗队由米嘉祥任队长，于 1 月 23 日出发，服务地点是桓台省立第三医院、滕县省立第六医院和泰宁县省立第八医院，参加人员有大夫米嘉祥、孙家骥等 7 人，化验员高秋生、方静娴、董仲甫等 8 人，护士谷中英等 2 人，共计 17 人，于 3 月 27 日返回济南。前两批医疗队共为 4910 名伤员提供了医疗服务，为 32 人施行了手术。第三批于 4 月 23 日出发，服务地点是桓台省立第三医院，参加人员有大夫高学勤等 20 人，化验员王贵之等10 人，护士孙爱阑、李鸿恩等 6 人，X 光科大夫刘国相副教授等 2 人，锅炉房

---

① 韩铨师：《为去农村，"缸渡易水河"》，袁魁昌主编：《齐鲁医学往事》，山东大学出版社 2017 年版，第 276 页。

技工赵秀林等 3 人,共计 41 人。① 第四批于同年 5 月组建,队长是曹献廷。他们于 1951 年 10 月 4 日赴兖州华东第十五野战医院协助工作,分管伤病员 242 人,治疗出院 87 人,做手术 91 人次。1952 年 10 月 4 日全队返济,有 7 人获得立功嘉奖,其中三等功 2 人,四等功 5 人。

1952 年 8 月,齐鲁医院向朝鲜前线战场派出了一支特别医疗队。医师沈元津、护士李幼群、张爱华、王书轩参加了华东地区抗美援朝医疗队,奔赴朝鲜民主主义共和国平安北道、昌城、碧童等地。他们的主要任务是在中国人民志愿军战俘营为联合国军、韩军被俘伤员和中国人民志愿军伤病员提供医疗服务。1953 年朝鲜战争停战,交换战俘,该医疗队又接收了志愿军被俘人员,为他们进行了各种传染病的疫苗注射。1954 年 11 月返回齐鲁医院。为了肯定他们在抗美援朝战争中的突出贡献,卫生部和中国人民志愿军战俘营对其进行了表彰。沈元津、张爱华和李幼群荣立三等功,分获军功章和赴朝纪念章各一枚。②

1953 年 3 月 25 日,山东省派出第五批抗美援朝医疗队,共有成员 10 人,包括山东省立第二医院外科医师张振湘,护士王志先、段美瑛等。据张振湘回忆:"1953 年 3 月,我和两位护士参加了山东省第五批抗美援朝医疗队,到达东北地区沈阳军区后勤卫生部,分配至长春市第十八陆军医院,任务是配合当地医务人员对朝鲜前线转移下来的志愿军重伤员进行手术治疗和护理,经常成批突击手术,任务繁重,工作十分紧张。经过几个月后又调至齐齐哈尔第二陆军医院,继续同样的工作外,还负责培训部队医护人员,给他们讲理论课,带领做手术,并协助该院建立健全了各项管理规范、规章制度,保证提高医疗护理质量,受到上级表彰。"③第五批医疗队顺利完成任务,于 1953 年 10 月返回济南。

各抗美援朝医疗队主要支援区域是山东省内各个病员接收点,队员们

---

① 参见《齐鲁大学 1950 年度第二学期工作总结》,1951 年 7 月,J109-05-016,山东省档案馆藏。

② 参见《齐鲁医院的援外之路》,袁魁昌主编:《齐鲁医学往事》,山东大学出版社 2017 年版,第 299～301 页。

③ 张振湘口述,田道正整理:《我的回忆》,《山东大学齐鲁医院报》2016 年 8 月 31 日。

克服众多的困难，在艰苦的条件下圆满完成了任务。第一批医疗队成员"由天明到深夜，有时还要不避风雪，冒着严寒，背着医疗器材，由这村跑到那村，给这些人民功臣、伤兵员们治疗"①。第二医疗队队员米嘉祥给医学院院长张汇泉汇报了在泰宁县楼德镇第八医院战斗时的情形："工作情绪紧张，生活上不顾一切艰苦，在泥雪中步行来到四十里外的病房……不幸发电机已不能用，我们在这里因为等待发电机误了很久了。"②第二医疗队化验员高秋生、方静娴、董仲甫给张汇泉写道："在磁窑，住在一个又矮又小又破又黑的小破客房之内，晚上冻了一宿，因为他们之被子是又黑又硬，同志们皆不愿盖。"③虽条件极为艰苦，但队员们在工作中的态度是认真负责的。在滕县医院的沈元津给张汇泉汇报："每日除检查伤病员之外，又为见习医士上课学习，回去以后要大整理，有很多病人很有兴趣可作教学之用，有许多我们下了诊断，有许多很难处理，我们全作了初步意见，希望能多少为政府服务解决一些问题。"④第二医疗队化验员也写信汇报了成果："我们化验工作人员在这次确实发挥了化验的成效，配合大夫们迅速给伤兵员们确切之诊断，如梅毒、蛔虫病、黑热病、肺核病、肾脏类等我们这次共检查标本 617 件。我们于明日去七院开始另一个新的工作任务，我相信我们也一定并且能保证我们完成这次新的任务。"⑤

在完成医疗任务的同时，队员们也纷纷表示，通过参加医疗队，思想上受到一次深刻洗礼。第一医疗队的沈元津谈道："曾见农民开会，农民真翻了身、不受压迫。只有这一条路才能如此的了解，农民及战士的情形，共产党是有办法的，帝国主义一定会打倒。"⑥高秋生等队员也写信给张汇泉院长说："在这儿使我们更加明确人民军之作战必胜之因了。他们不但热爱自己

① 《齐鲁大学一九五一年二月、三月综合报告》，1951 年 4 月，J109-05-32，山东省档案馆藏，第168 页。

② 《抗美援朝医疗队信函》，J109-05-234，山东省档案馆藏，第 2~6 页。

③ 《抗美援朝医疗队信函》，J109-05-234，山东省档案馆藏，第 8 页。

④ 《抗美援朝医疗队信函》，J109-05-234，山东省档案馆藏，第 7 页。

⑤ 《抗美援朝医疗队信函》，J109-05-234，山东省档案馆藏，第 13 页。

⑥ 《抗美援朝医疗队信函》，J109-05-234，山东省档案馆藏，第 7 页。

的人民,更加热爱站在革命针线上的祖国的优秀儿女。这使我们在思想上收到了莫大的收获,因为这个使我们每一个人在政治意识上又提高了一步。"①第五医疗队的张振湘也说:"我们以能亲自救助'最可爱的人',尽力支援抗美援朝运动感到欣慰,再一次受到英雄们的激励。"②医疗队的工作也得到了当地政府和其他同行们的一致认可,济南市第三卫生所 1951 年年底专门向齐鲁大学发来慰问函,信中提到:"他们优越的技术与高度爱国的热忱去为保卫祖国的战士而服务。这是光荣的爱国主义的最高表现。我们济南市医务工作者对于你处有这样的光荣而感觉光荣,我们向贵处致感谢和崇高的敬礼!"③

三、收治志愿军伤病员

当"齐鲁医学"人以"走出去"的方式凭借自身医学专长参与抗美援朝运动的同时,更多的"齐鲁医学"人坚守在工作岗位上,以多种方式支持抗美援朝,表达爱国热情。1950 年下半年,为将抗美援朝运动推向深入,齐大成立"抗美援朝三项爱国运动推进委员会",并组建"抗美援朝捐献武器演出委员会"。④ 1950 年,齐鲁医院收治人民解放军和人民志愿军共计 64 人,并对军烈属的治疗给予减费优待,对贫苦军烈属的治疗尽量免费服务。"八一"建军节前夕,学校对在齐鲁医院疗养的伤病员、本校警卫班同志及本校军属进行了慰问。⑤ 1950 年 8 月份,因医术高超享有盛誉的齐鲁医院接到政府委派接收志愿军伤病员的任务,称预计于 8 月间接受伤病员 120 余人。接到任务的齐大师生与齐鲁医院职工感到异常荣幸,高度重视,全力以赴。"齐大师生员工听到接受伤病员的消息后,都充满了愉快兴奋的心情,当时即学习了朱总司令、彭德怀将军在七一纪念日发表的文件,以及于八月十一日晚上,

---

　　① 《抗美援朝医疗队信函》,J109-05-234,山东省档案馆藏,第 8 页。

　　② 张振湘口述,田道正整理:《我的回忆》,《山东大学齐鲁医院报》2016 年 8 月 31 日。

　　③ 《抗美援朝医疗队信函》,J109-05-234,山东省档案馆藏,第 27 页。

　　④ 参见《齐鲁大学 1950 年度第二学期工作总结》,1951 年 7 月,J109-05-016,山东省档案馆藏。

　　⑤ 参见《我校对抗美援朝总结会的号召执行情况及今后的改进计划》,1951 年 10 月,J109-05-0010,山东省档案馆藏,第 37 页。

召开了全校的关于接受伤病员学习总结与计划总结大会，由张副校长报告对接收光荣任务的进行情况，及传达接收志愿军受伤病员工作委员会决议，组织了医务、服务、膳食三个小组，及今后开展工作计划。继由杨秘书长报告学习总结，指出了经过这次学习，明确了志愿军人民解放军的高贵品质。外科大夫全献昶宣布了保证个人做好这一工作的计划。于波同志宣读了愿以自己的鲜血献给伤病员的名单。自愿参加输血的计有五十余人。"①"齐鲁医学"全体人员将救治志愿军伤病员工作看作是一项无上光荣的政治任务，充分发挥自身在外伤手术、多学科会诊、后期康复等方面的专业优势，以实际行动参与到抗美援朝、保家卫国的伟大进程中，这也说明经过思想政治教育和思想改造运动之后重获新生的"齐鲁医学"在国际主义与爱国主义意识方面都有了明显的进步和提高。

1950 年 10 月 24 日，齐鲁医院邀请山东省人民政府秘书长作专题报告，全体员工参加。10 月 25 日，齐鲁医院秘书赵化程主任参加济南慰问团，对齐鲁医院伤病员进行慰问。10 月 25 日下午 2 时，齐大学生会推派代表慰问我校教学医院伤病员，并写慰问信、送书报 40 余种。10 月 29 日下午 7 时，校行政与工会为慰问教学医院伤病员，在病房内放映淮海战役电影。1951 年 10 月，齐大积极响应抗美援朝总结会的三大号召，组织各工会小组、学生小组学习订立了爱国公约、优抚工作及增产捐献的文件，并制定了深入落实三大号召的详细计划。② 1951 年底，齐大根据济南市人民政府《为纪念志愿军出国作战一周年进一步开展拥军优抚工作并将执行情形限期报告》通知精神，将上述执行情形进行了专题汇报。③

收治人民志愿军的任务一直贯穿抗美援朝战争的始终。仅 1951 年 8 月到 1952 年 8 月一年，齐鲁医院就接收荣军病员 450 人左右，他们中的大多数

---

① 《我校教学医院接受医疗伤病伤员的光荣任务》，1951 年 9 月，J109-05-32，山东省档案馆藏，第 160 页。

② 参见《我校对抗美援朝总结会的号召执行情况及今后的改进计划》，1951 年 10 月，J109-05-0010，山东省档案馆藏，第 31 页。

③ 参见《我校拥军优抚工作执行情形报告》，1951 年 11 月 1 日，J109-05-0010，山东省档案馆藏，第 42 页。

人都是多年久治不愈的顽固伤口,经齐鲁医院诊治之后,很多人恢复了健康,重新回到工作岗位。为满足临床用血需求,齐鲁医院的大夫、护士、工人以及其他工作人员专门组织了输血队给伤病员输血。^① 据在齐鲁医院外科工作的张振湘回忆:"轰轰烈烈的抗美援朝运动开始后,外科米嘉祥、曹献廷先后参加抗美援朝医疗队,救治志愿军伤病员。医院也遵照卫生厅指示,在共合楼开设了荣军病房,专设 150 张床位收治志愿军、解放军病员,至 1955年底共收容了近两千名,这些伤病员都是在解放战争和抗美援朝战斗中身经百战、多次负伤的作战员,为国家和人民作出了巨大贡献,立过功,受过奖,是党的好儿女、人民的功臣。但是他们都那么朴实淳厚,从无过多的要求,个个服从治疗,积极配合护理工作,一心想早日恢复健康,返回战场,继续报效祖国,履行国际主义义务。荣军病房中外科自然是工作的主力军,我也和同事一样全力投入其中,有些伤员虽需多次手术,也从不悲观失望,从不喊疼叫苦。记得有不少患慢性脓胸的伤员,来此之前已在外院做过多次手术,来我院后还需再做三到四次手术,才能期望伤口愈合,有的胸廓已有明显变形,他们依然还满怀信心、积极乐观。这种革命英雄主义的精神,为革命事业勇于献身的情怀,给了我们很大的教育和鼓舞。"^②借助拥军优抚工作,齐鲁医院进一步实现了向人民医院的转型,在为人民志愿军、解放军提供医疗服务的同时,也被他们身上的革命乐观主义和英雄主义精神所感染,进一步树立了为人民服务的意识。

小　结

中国共产党执政后,以苏联为蓝本,在高等教育等方面开展学习苏联运动。教育部明确新中国教育工作的总方针是教育必须为国家建设服务、学校必须为工农开门,这成为改革旧教育和发展新教育的方向。为此,教育部在招生和教学方面皆做了相应规定,要求在入学资格上向工农兵倾斜,在招

---

① 参见《齐鲁大学医院"八一"优抚工作检查总结》,1952 年 8 月,5-1952-02H1-008,齐鲁医院档案室藏。

② 张振湘口述,田道正整理:《我的回忆》,《山东大学齐鲁医院报》2016 年 8 月 31 日。

生考试上服从统一组织,在入学名额上实行统一分配制度,在教学上要求课程切合国家建设的实际需要,注重政治思想教育,铲除个人主义和搬运式教学方法。为契合新政府的教育目标,"齐鲁医学"跟随齐鲁大学在教育工作上进行全新的探索和转变,按照教育部的招生政策进行一系列改革,尽力扩大招生,优先录取出身良好的工农青年和革命干部。在招生政策的鼓励下,齐鲁大学医学院报考人数暴增。因国家对医学人才的需求和重视,分配给齐鲁大学的招生名额在一定程度上也向医学倾斜。在教学改革上,齐鲁医学院根据全国卫生会议的决定,将学制由七年改为五年,并采取老生循序渐进地过渡、新生新办法的方案完成学制的过渡和转变;制定并实施了符合教育部及卫生部课程方案要求的医学与药学课程;将马列主义政治理论、社会发展史、国际关系史等课程加入思政教学中,以培养师生正确的观点和方法,发展为人民服务的思想。

为向新政权靠拢,除改革教育教学方面以外,齐大医学院及附属医院还发挥专业特长,积极参加政府组织的各类公共卫生服务,比如投身1950年皖北地区的救济工作、开展1950年夏季的伤寒霍乱预防工作、参加1951年鲁中南地区的救灾医疗工作,以及开展各类公共卫生讲座、宣传和知识普及工作,为社会服务,赢得政府和广大市民的认可与尊重。齐大师生的种种表现表明了自身顺应潮流、主动调适的基本立场;另一方面,齐大师生也发挥了专业特长,在理论与实际结合的具体实践中实现自我价值和社会价值。在在抗美援朝运动中,齐鲁大学学生积极响应中央人民政府关于青年学生和工人参加军事干部学校的决定,毅然投笔从戎,掀起了参军参干的热潮。最重要的是,齐大医学院和齐鲁医院先后组织五批抗美援朝医疗队,赴朝鲜前线和东北地区的地缘开展医疗救治工作,为抗美援朝作出了重要贡献,齐鲁医院因医术高超,也成为接受志愿军伤病员的地点。通过实地医疗援助和接收志愿军伤病员,"齐鲁医学"在思想上获得更为深刻的洗礼。

"齐鲁医学"在教育改革、公共服务、抗美援朝等方面推行的种种"新政",标志着齐鲁大学医学院和齐鲁医院在服务理念和服务对象方面发生了根本性的历史变革。从服务理念来看,新中国成立之前的"齐鲁医学"是以西医为传教手段,通过医疗服务引人入教,通过教育服务为教会医院培养人才。从教育服务对象来看,有相当一部分学生来自教会系统,毕业生也有相当一部分流入山东省内乃至国内的教会医院,大部分学生的家庭背景较为殷实,有足够经济能力支付教育费用,大多属于社会中上层。从医疗服务对象来看,齐鲁医院的就诊对象以受过一定教育、认同西医、具有一定经济能力的人群为主。而 1949 年成立的新中国是以工农联盟为基础的人民民主专政的社会主义国家,必然要求在服务理念和服务对象方面以工农为中心。由此,"齐鲁医学"在教育改革方面坚持教育为工农服务、为生产建设服务的方针,在公共卫生服务方面坚持向贫困地区、贫困人群、工农阶级倾斜,体现了由教会医学向"公立医学"的转变。

第三章　经费改革与资产管理：
经济上实现自立

新中国成立后，教会医学赖以生存的经济基础发生根本性变化，这使得包括"齐鲁医学"在内的教会医疗机构必须在经济来源和财务管理上尽快实现转型。长期以来，教会医学最主要的经费来源为西方教会金融机构的拨款，但1951年政务院颁布《关于处理接受美国津贴的文化教育救济机关及宗教团体的方针的决定》和《接受外国津贴及外资经营之文化教育救济机关及宗教团体登记条例》之后，该项经费来源被切断，丧失了维持运转的经费基础。此外，教会医学一部分经费来源于学生学费，以及昂贵的学杂、住宿费用，因此国民政府时期教会大学学生生源大部分来自工、商、军、政或其他专业人员家庭，出身工农等劳动家庭的学生占比较少，这与人民政府提倡的"大众的"新民主主义教育思想相悖。在原有体制下，贫苦工农青年几乎没有机会接受高等医学教育，这必然推动原有体制发生根本性转变。

在经济上，"齐鲁医学"的经费除在福州时由纽约联合托事部直接拨付到账外，一直都是由齐鲁大学拨付分配。根据刘家峰教授的研究，齐鲁大学的经费渠道包括"教会差会的拨款、基金会的捐助、学生缴纳的学杂费、中国政府的补助、国内外团体个人的捐助、学校医院收入、工厂农场等产业的收益等"，其中"差会拨款来自各教会（母会）在其国内的募捐"，"是齐大各项经费来源中最持久、最稳定也是最重要的一笔收入"。[①] 1949年11月，医学院回迁济南后，再次回归经由大学拨款这一途径。1949年底齐大收回校权后，由于西方国家对新中国的敌视，开始逐步放弃对齐大提供经费资助，由此引发医学院及医院经费的困难。1950年的医学院总结报告中提及："在过去之

---

① 刘家峰：《齐鲁大学经费来源与学校发展：1904～1952》，章开沅、马敏主编《社会转型与教会大学》，湖北教育出版社1998年版，第82页。

一年中,经费由大学分四季拨发,每次合约一万元之数,全年共为四万元,约占大学收入百分之四十。至于各教会所介绍聘请之教授薪金,由各教会自行直接支付,不在此数之内。又学生所缴各费,亦均交至大学,不由医学院支配。本年度大学亦分四季拨给相同之数,惟实际能给予多少,须视收入之实际情形而定。"①因此"齐鲁医学"的财务情况受齐大财务状况影响非常直观。所以,齐鲁大学、医学院及附属医院必须放弃单纯依靠外国教会资助的运作方式,积极争取新政府的资助,通过多元化渠道解决经费问题,并在这一过程中进行了资产清查,与外国教会彻底割裂经济联系,完全实现了经济自立。

第一节   美国经济封锁

美国对中国的经济封锁源于抗美援朝战争。在两次讨论"控诉美国侵略中国"案的联合国大会上,美国驻安理会代表奥斯汀特别提出,美国基督教在华开办的 13 所大学和众多中小学是美国对中国人的"恩赐"和"友谊"见证,攻击中国教会"忘恩负义",并断言中国教会、教会学校、教会医院失去美国津贴就生存不下去。此言论一经传至中国国内,各地教会团体及学校都自发召开了反美爱国大会,并组织了游行示威。1950 年 12 月 16 日,美国宣布对中国实施禁运,冻结中国教会的津贴及公私团体在美国的全部财产,并禁止向中国汇寄资金。作为反制,12 月 28 日,人民政府发布命令管制美国在华财产,其中大多数为教会财产。② 这时已至年底,自成立以来就依靠外国津贴,尤其是美国津贴的齐大医学院面临巨大的经济困境。

一、教会拨款的限制

随着解放战争的节节胜利和解放区的日益扩大,一向对共产主义持不

---

① 《私立齐鲁大学医学院在榕状况报告》,1951 年 10 月,J109-05-0010,山东省档案馆藏,第 79～87 页。

② 参见赵晓阳:《割断与帝国主义的联系:基督教三自革新运动的初始》,《中共党史研究》2009 年第 3 期。

欢迎立场的基督教大学顿感紧张。教会大学申请入学的人数锐减，外国教职员工大量返回母国，少数留下来的外国职员被当作"关键人物"受到严密监视，教会学校陆续被人民政府接管。按照人民政府针对教会大学出台的过渡政策，教会大学的资助者——联合董事会——必须遵守其与人民政府签署的协议，在协议规定的范围内向教会大学提供帮助，并且只能通过教会大学向受监视的"关键人物"提供资助；与此同时，教会大学不能私下接受联合董事会的定期资助，鼓励教会大学尽可能用自己的储备资金或其他资金保障外籍教职员工的物资供应。[1] 1950 年 12 月 16 日，随着中美关系进一步恶化，美国政府宣布冻结中国大陆在美国的全部财产，并于同月宣布禁止向中国汇寄资金。而在中国 20 所（辅仁大学已接办，未计入）教会大学中，接受美国津贴的有 17 所之多，受美津贴的在华教会医院约 200 余所，占中国全部教会医院的半数左右。[2] 因此，美国经济封锁和限制政策给在华教会大学带来前所未有的经济危机。

对于齐鲁大学来讲，1948 年济南解放初期，齐鲁大学医学院尚能从校董联合会处收到来自西方国家的年度预算经费，甚至仍然能拿到全额资助，但联合董事会无法预测，随着未来形势的发展，它是否能继续向中国教会大学提供办学经费，以及可以负担的具体数额，因此请求人民政府允许它将来继续为教会大学提供资助。从中方反应来看，人民政府同意了这一请求，并授权中央银行和农业银行为联合董事会、基督教大学办理来自西方国家的资金存储及转移手续。1949 年 10 月中华人民共和国成立以后，人民政府开始对教会在华产业进行有计划、有步骤的接管和改造，这引发了外国教会和资金资助集团的不满和敌视，对在华教会大学的拨款开始收紧，数额上出现锐减，并很快变为冻结状态。

受此影响，齐大及医学院的经费未能及时到账，开始出现经济困难。到

---

① 参见《关于处理接受美国津贴的文化教育救济机关及宗教团体的方针的决定》，1950 年 12 月 29 日，中华人民共和国教育部办公厅编：《教育文献法令汇编（1949～1952）》，中华人民共和国教育部办公厅，1960 年，第 60 页。

② 参见叶张瑜：《建国初期教会大学的历史考察》，《当代中国史研究》2001 年第 3 期。

1950 年中期,学校在财政方面已经难以为继。为此,校长杨德斋于 1950 年 9 月份给纽约联合托事部范威廉写信报告:"由于经济萧条,约有三分之一学生无力交费,甚至膳费也无力交纳。一切校舍急需修理。由于学生数量的增加,教室、实验室及宿舍内需要家具的设备急缺。由于汇率的降低,我们的国外进益减少。"①这一时期,齐大校长杨德斋一直与纽约联合托事部的麦默伦保持沟通,试图争取齐大办学经费如期拨付,同时通过司库("财务总监")克爱华(齐大回迁济南后,学校司库由赖恩源变为克爱华)与托事部及董事会协调经费事宜。麦默伦与克爱华之间常有书信往来,麦默伦叮嘱克爱华:"为了财政的清楚及每个人了解我们的立场,我们相互间必要保持着密切的联系。"②频繁往来的信件为相关历史研究提供了丰富而详实的一手资料。

经过齐大多次申请和积极争取,纽约联合托事部最终同意划拨部分办学经费,但是增加了多个限制性附加条件。1950 年 3 月,纽约联合托事部的麦默伦给杨德斋校长写信称:"本部建议应指定拨款的一部分作学生救济之用,例如你们校董会可决定 1950~51 年预算的二成作帮助学生交费之用。在编你们来年预算时,又应记住一件事,理事们一致决议直到另有通知不得用本部的款项大事装修或造新房屋。当然这并不是说不要维持房屋的修理尤其是牵涉到保护房屋的基本结构的。望你在预算中准备好这些及校董们能注意到在他们管理下的校舍不致倾塌。"③也就是说,纽约联合托事部不允许齐大将此番拨付的经费用于固定资产投资,只能用作学生和教职员工的人员经费,这使亟待修缮校舍的齐大当局感到困惑,于是杨德斋于 1950 年 5 月请克爱华写信给纽约联合托事部,请求灵活使用其中 20% 的款项。克爱华代表齐大向纽约联合托事部递交了申请,麦默伦在 6 月 2 日写给杨德斋的信中再次重申:"所附说明函内已讲明,我们现在能从各方面收到帮助贫苦

---

① 《杨德斋等 25 人往来函件》,1949~1950 年,J109-01-216,山东省档案馆藏,第 110 页。
② 《杨德斋等 25 人往来函件》,1949~1950 年,J109-01-216,山东省档案馆藏,第 117 页。
③ 《杨德斋等 25 人往来函件》,1949~1950 年,J109-01-216,山东省档案馆藏,第 131 页。

学生的捐款,此项专款必须这样用。"①由此事可以看出,美国方面虽然在经费使用方面依旧拥有绝对决策权,但是也已经做好了放弃在华产业的心理准备,因此在经费支出方面不再追加任何形式的固定资产投入。

1950年底,随着中美关系正式决裂,纽约联合托事部对在华投资进一步收紧。麦默伦正式写信通知杨德斋,称纽约方面将停止直接向齐大划拨运作经费,要求齐大继续使用前一年的经费,信中称:"去年四月份拨给齐大的25000元可完全供齐大在中国使用。1948~49年,是付你账6707.29元,1949~50年就是不付你账了。希望此决议不仅使你能本年结账没有赤字,而且有些结余转到下年度。"②纽约联合托事部实际上非常清楚,齐大不可能没有赤字,更不可能有结转;但是托事部不愿直接放弃对齐大的掌控,所以还想从许诺让师生们对经费存有幻想,提出:"你校一定得召开一次校董会,建议此会在四月底以前召开,并发出他们决议的电报,说明齐大行政费用准备的数目,这样我们就能知道本部的拨款每季保留多少,为了不发生误会及耽误,望你立即郑重考虑此事。"③与此同时,给学校的拨款形式也发生了变化,对1951年的经费,纽约联合托事部名义上还拨款,但不再直接拨付给学校账户,而是通过中国校董会进行中转。麦默伦称:"依照有几所大学的请求及本部理事的决议,决定1950~51年的拨款付给你们中国校董会。这就需要你们校董会将拨款数目的决议通知我们了。为了某些特殊的用途他们也许要保留一部分。为你校付经常开支,他们无疑会作准备的。"④而这个时期的中国校董会已无法正常运转,再加上转账限制,所谓的拨款肯定难以如期到账。

二、进口设备的限制

对于齐大特别是齐鲁医学院来讲,为了维持正常的教学秩序和高水平

---

① 《杨德斋等25人往来函件》,1949~1950年,J109-01-216,山东省档案馆藏,第120页。
② 《杨德斋等25人往来函件》,1949~1950年,J109-01-216,山东省档案馆藏,第130页。
③ 《杨德斋等25人往来函件》,1949~1950年,J109-01-216,山东省档案馆藏,第130页。
④ 《杨德斋等25人往来函件》,1949~1950年,J109-01-216,山东省档案馆藏,第130页。

的医学研究,每年都需要从国外进口大量仪器设备,但由于西方国家的封锁,这项工作也遇到极大的困难。

1950 年 6 月,齐大尚能通过国外的关系代购仪器设备,如医学院需要从德国购置一批 1000 美元的制药用具,首先得取得德国方面的授权,校长杨德斋又委托在上海的克爱华帮助接收并设法运回济南,告知克爱华:"德授权 K.C.刘化美购买 1000 元的制药用具,他一并带回来。"①又派王明帮助克爱华到上海办理运货事宜。但到了 1950 年 9 月,西方国家已经不再向齐大销售任何仪器设备,已经下单付款但还未运送到位的一些设备,在运送方面也遇到极大困难。伦敦基督教大学促进会史来德牧师于 9 月 27 日给杨德斋写信明确了在购置图书仪器设备方面的态度:"在过去数年间当和中国的交通一直不正常时对各大学在购买书籍及设备方面能贡献些服务真不胜荣幸之至。然而,因鉴于全英联合助华会及国际救济委员会以前给予的无比的协助的即将终结及减少我们的人员,以节省这里的开支,我们感到深为遗憾,我们不再能贡献此类特殊形式的服务了。"对于已经购买的设备,他建议杨德斋抓紧"处理未清的定货,重要的是应越少耽搁越好",并通过"一、运抵香港;二、运费;三、提货,进栈及在香港特运;四、由香港特运公司通信"等流程设法转运到济南。②杨德斋收到信后,无奈地接受了这种现实,给史来德回信,又做了进一步的争取。一方面,尽力保证前期已购设备能够顺利运回学校,称:"关于运抵香港到港运费,出货,进库及国际合作贸易公司的代为转运,我已注意到你的指示。关于已出的定货,今委你请全英联合助华会送往香港,我们保证在香港的费用及由港转济的运费由我们自行负担。"另一方面,还是希望西方教会能够设法再为齐大提供部分设备,致信史来德:"委你同样的转运助给齐大的三箱今在伦敦仓库中的设备,我们在考虑开一个香港银行往来户。"③由于形势紧张,杨德斋未得到进一步答复。

后来很长一段时间内,医学院仪器设备的进口陷于停滞状态,偶尔有中

---

① 《杨德斋等 25 人往来函件》,1949~1950 年,J109-01-216,山东省档案馆藏,第 115 页。
② 《杨德斋等 25 人往来函件》,1949~1950 年,J109-01-216,山东省档案馆藏,第 104 页。
③ 《杨德斋等 25 人往来函件》,1949~1950 年,J109-01-216,山东省档案馆藏,第 104 页。

国教授或外国教师代表通过私人关系获取到一些仪器捐赠，但是运送和接收的过程极为复杂。如1950年下半年齐鲁医学院从美国得到捐赠的医学书籍五本及杀虫药一件，用了接近一年的时间才到上海，到了海关仍需学校先去教育厅开具证明，层层审批后才取得接收手续。捐赠书籍和杀虫药剂于1950年11月25日从美国寄出，1951年1月到达上海海关，未等及时领取即遭遇中美交恶，往来受限，因此被上海海关查扣冻结。齐大在给山东省文教厅的申请报告中列举了多条理由，请求予以许可。这些理由包括：捐赠物品是于新政实施之前从美国寄出的，理应不受冻结限制；五本医学书籍正为医学院所急需，对于教学和科研工作裨益颇大；齐大已从对外贸易管理局获得许可证文件，流程方面已有进展；上海海关要求限期之前领取，否则另做处理，弃之实在可惜；等等。1951年11月，山东省文教厅给齐大回复称："前接你校为美国赠医学教材书籍六种，请示我厅给予证明，以便领取的报告。经我厅转请华东教育部与上海市人民政府办事处和上海海关驻邮局之关联系后，了解该项书籍中，除五件系有关医学院一类书籍外，另有一件是杀虫剂药品。因此，上述书籍五件我厅可以证明，准领取。至另外一件杀虫药品，应按漏税进口货物规章办理。除已函知上海海关驻邮局之关准许予领取外，特覆知照。"[①]可见，中美关系交恶带来的进口设备限制给齐大医学院带来较大的负面影响。

第二节　拓展筹资渠道

受时局变换以及美国经济封锁的影响，齐鲁大学在改革中始终面临经费紧张问题。对此，齐鲁大学一方面积极响应新政权的号召，逐步脱离直至断绝与美国方面的经费往来，另一方面寻求新政权的支持，以解决财务困难问题。

---

① 《山东省人民政府文教厅给齐大之指示、通告、通知及与齐大之有关来往函件》，J109-05-039，山东省档案馆藏，第123页。

一、有条件接受捐赠

对于西方国家的经济封锁,中国共产党领导下的新政权早就做出了预判并表明了态度。1950 年 6 月 5 日,周恩来总理在全国高等教育会议上讲道:"教会学校在与外国断绝关系后,经费上有很大困难,政府也应该照顾。"①在这种政策导向下,教会大学一方面逐步抵制直至断绝与西方教会的经济往来,另一方面被逐步纳入政府拨款的序列。

1950 年开始,人民政府进一步明确对接受外国津贴的政策,特别是对国内教会产业接受国外经费问题提出了"有条件接受"的原则。1950 年 5 月 2～20 日,周恩来在基督教问题座谈会上发表了《关于基督教问题的四次谈话》。其中在 5 月 6 日的谈话中,周恩来指出了在人民政府领导下基督教会的作用及为国家建设出力的途径,并指出了对于外国捐款问题的政策是:"基督教既然要清算同帝国主义的关系,自力更生办教会,那就不应该再向外国募捐。我们要有自己办教的准备。现在中国是一个独立自主的国家,我们不向别人低头,不依赖别人。但是,我们也不盲目排外。这个原则也适用于其他教育团体。因此,对每一笔外款,要加以辨别,如果是有附带条件的援助,就不能接受。"②1950 年 12 月 29 日,政务院第 65 次政务会议通过了《关于处理接受美国津贴的文化教育救济机关及宗教团体的方针的决定》和《接受外国津贴及外资经营之文化教育救济机关及宗教团体登记条例》,将美国对中国学校、医院、慈善机构、文化出版机构、宗教团体提供津贴的行为定性为"文化侵略",号召全国人民同心协力,维护中国人民文化教育总局事业的自主权利,彻底肃清美帝国主义文化侵略的影响。③ 该文件迅速传达给国内接受外国津贴的各个机构,包括齐鲁大学。

①　转引自王红岩:《新中国对教会大学接收与改造述评》,《许昌学院学报》2004 年第 3 期。
②　周恩来:《关于基督教问题的四次谈话》,中共中央统一战线工作部、中共中央文献研究室:《周恩来统一战线文选》,人民出版社 1984 年版,第 183 页。
③　参见《关于处理接受美国津贴的文化教育救济机关及宗教团体的方针的决定》《接受外国津贴及外资经营之文化教育救济机关及宗教团体登记条例》,中华人民共和国教育部办公厅编:《教育文献法令汇编(1949～1952)》,中华人民共和国教育部办公厅,1960 年,第 59～62 页。

　　为了使全体师生对于政务院指示精神有更深刻的认识,齐鲁大学于1951年1月2日及3日下午召开扩大座谈会,组织师生进行广泛的学习和讨论,并于3日上午9时举行了拥护政务院决议的全校性座谈会。会上,首先由许衍梁教务长对政务院的决议及结合本校同仁同学的具体情况进行报告,继由杨德斋校长讲话,他说:"坚决拥护政务院决议,并且决于全校师生早日促成政府接受齐大。在解放初期,本校外国人说我出卖齐大。的确,我是将我们齐大出卖给人民了。为了加强拥护这个决议,我们应当深入开展抗美援朝,加强时事学习,肃清恐美、亲美、崇美的思想,并且彻底肃清美帝在齐大进行的文化侵略影响,来迎接齐大的新生。"①医学院张汇泉院长亦斥责美帝文化侵略,拥护政务院的决定。② 接着,理学院张奎院长、文学院张西山院长均坚决表示拥护政务院的决议,并且响应马叙伦部长的号召。学生会主席高维济、团支部主任韩麟呈相继发言,要求同学团结起来迎接齐大新生。会上还通过了拥护和执行政务院决定的宣言。

　　1951年1月11日,中央下达《关于处理接受美国津贴的教会学校及其他教育机关的指示》,确定了不同情况不同处理的基本原则,根据各教会学校对美国津贴的依赖程度,采取接受为公立学校、改组董事会后政府进行补助和改为完全由中国人自办的私立学校三种方式。③ 1月14日,政务院文化教育委员会在北京召开了全国接受外国津贴的高等学校代表会议。参加会议的有全国各大行政区教育行政部门负责人及19所教会大学的教师和学生代表。会上,政务院文化教育委员会副主任陆定一讲话,强调这是反对美帝国主义的严重的政治斗争。教育部部长马叙伦重申了中国不允许外国人在我们国家内办学的方针。教育部副部长钱俊瑞强调必须胜利完成这项处理工作,以接管的方式"坚决、彻底、全部、永远地割断和美帝国主义的联系,从

---

　　① 《齐鲁大学十二月、一月综合报告》,1951 年,J109-05-32,山东省档案馆藏,第 166～167 页。

　　② 参见《京沪宁等城市文教救济机关和宗教团体坚决拥护政务院的英明决定 为肃清美帝文化侵略影响而斗争》,《人民日报》1951 年 1 月 4 日。

　　③ 参见《关于处理接受美国津贴的教会学校及其他教育机关的指示》,中华人民共和国教育部办公厅编:《教育文献法令汇编(1949～1952)》,中华人民共和国教育部办公厅,1960 年,第 63～64 页。

经济上、思想上肃清美帝国主义的影响"①。同日,政务院颁布了《接受外国津贴及外资经营之文教救济机关及宗教团体登记实施办法》,规定一切接受外国津贴的教会学校和教会医院都需办理专门登记,凡接受美国津贴的高等学校,由教育部直接领导处理。② 1 月 22 日,钱俊瑞副部长在处理接受美国津贴的高等学校会议闭幕式上再次重申,之所以处理接受美国津贴的高等学校,"目的就是要使我们原来接受美国津贴的学校坚决地和全部地割断和美帝的一切联系,使我们的学校变成完全是属于中国人民自己的学校,使这些学校的师生员工完全摆脱美帝的影响,肃清亲美、崇美、恐美的错误思想";但同时也强调:"凡美帝的一切津贴必须全部停止接受;对其他国家的津贴只按其原有数额接受,新增加的一律不得接受,以避免美帝钻空子。"③意即当下人民政府严词拒绝的仅仅是美帝国主义的经济援助,肃清美帝国主义的影响,矛头尚未指向其他欧美国家,因此此举可以视为抗美援朝战争的国内战线与重要构成。

作为教会大学出身的齐鲁大学,在办学经费来源方面严重依赖以美国为主的外国津贴。随着新中国回收教育主权意识的提高和抗美援朝战争的深入,以拒绝美国津贴为标志的反美主义情绪日益高涨,齐鲁大学对美国纽约联合托事部的态度也在发生微妙的变化。从 1950 年起,齐大对于纽约联合托事部的拨款已经不再像以往那样"卑躬屈膝"地"讨要",而是转为态度上的抵制和争取社会各界的捐资助学。学校在总结 1949 年的工作报告中称:"本校本学期总支出为人民币 2250138078 元(旧元),而学杂宿费仅为65001400 元(旧元),约占总支出之 2.9%。其余大部支出仰仗国外教会人士捐款。自济南解放后,本校受人民政府领导,一切悉遵人民政府法令,凡国

① 转引自迟萍萍:《抗美援朝战争对我国教会大学的影响》,《山东英才学院学报》2007 年第 3 期。
② 参见《接受外国津贴及外资经营之文教救济机关及宗教团体登记实施办法》,中华人民共和国教育部办公厅编:《教育文献法令汇编(1949~1952)》,中华人民共和国教育部办公厅,1960 年,第 68 页。
③ 《钱俊瑞副部长在处理接受美国津贴的高等学校会议闭幕时的讲话——集中火力,肃清美帝的文化侵略影响》,中华人民共和国教育部办公厅编:《教育文献法令汇编(1949~1952)》,中华人民共和国教育部办公厅,1960 年,第 69 页。

内外教会及其他民主人士在不违反新民主主义教育方针之原则下，无条件对本校之捐款本校即予接受。"①从以上数字也可以看出，这时齐大的主要办学经费，已并非完全来自纽约联合托事部的拨款，而是有了多种来源。

自《关于处理接受美国津贴的文化教育救济机关及宗教团体的方针的决定》《关于处理接受美国津贴的教会学校及其他教育机关的指示》等文件陆续出台之后，齐大对于来自美国的经费支持直接予以拒绝。1951 年 1 月 14 日，齐大校长杨德斋受邀参加九三学社在北京组织的接受美国津贴的高等学校及救济机关负责人座谈会，就"反美文化侵略"主题发表看法。他说："齐大到今年已有八十七年的历史，百分之九十五以上的经费是美国津贴的，学校行政受美国人操纵，痛苦最深。因此，我们十二万分拥护政务院的决定，并以全力争取实现。"②1 月 16 日，齐鲁大学校长杨德斋、燕京大学校委会主席陆志韦、金陵大学代理校长李方训等均收到了来自纽约联合托事部麦默伦的电报。电文中说："芳威廉将于二月中旬路过香港，欢迎你有机会或派代表前往商谈经费问题。托事部会议于十九日举行，盼电复可能性。"③言称只要这些学校愿意接受，纽约联合托事部可马上转账经费。接到电报的校长们，一致采取了置之不理的态度，并立刻向新政府报告。1 月 18 日，杨德斋在参加中国民主促进会组织的接受外国津贴的高等学校代表座谈会上说："我们不但要从经济上与美帝国主义斩断关系，且要从思想上斩草除根。刚才我们收到济南转来的由美国拍来的电报，要我去香港商谈经费问题，这也可以说明美帝国主义仍在想钻空子。希望我们一致警惕，不要上钩，坚决与他断绝一切关系。"④实际上，不止齐鲁大学是这样的表态，"各校师生对美帝国主义妄想以利诱手段继续在中国进行文化侵略的阴谋，一致

---

① 《私立齐鲁大学 1949 年度下学期工作总结》，1950 年 8 月 15 日，J109-05-016，山东省档案馆藏。

② 《九三学社邀集接受美国津贴学校教育家座谈反对美国文化侵略 拥护政务院决定 决与美帝割断联系》，《人民日报》1951 年 1 月 16 日。

③ 柏生：《美帝阴谋又一次破产 妄图利诱教会学校 陆志韦等已加以拒绝》，《人民日报》1951 年 1 月 24 日。

④ 《关于文教救济事业自办问题 民进邀接受外国津贴的高等学校代表座谈》，《人民日报》1951 年 1 月 23 日。

表示轻蔑和愤慨"①,表现出强烈的民族自尊心和坚决执行国家政策的决心。但是单纯依靠除美国之外的其他国家援助或国内捐助,逐渐无法满足学校及附属医院日常运转的需要,于是齐大开始与新政府相关部门联系,积极争取经费支持。

二、向政府申请补助

1950 年下半年起,西方国家进一步收紧了在华产业投资,而人民政府也开始有计划地对教会学校进行接收和统筹管理。教育部《关于处理接受美国津贴的教会学校及其他教育机关的指示》明确提出:"所有接受美国津贴的教会学校,在未正式处理以前,如因外汇停止,经费发生困难时,政府应适当地借给经费,以资维持。高等学校由中央及各大行政区教育部负责。"②在这种情况下,齐鲁大学一方面因为教会拨款迟迟不能到位而出现财政困难,另一方面随着校内行政体制改革和校权的民主化进程加快,学校迅速向中国共产党领导下的新生政权靠拢,特别是在经济上开始有计划地断绝与美国纽约联合托事部的往来,主动向国内教育部门申请经费补助。

1950 年 9 月 25 日,齐大校长杨德斋在给纽约联合托事部范威廉的信中提到:"由于学生数量的增加,必须增添教职员,本年预算即使是万分节约,仍短少约四万美元。倘外国各差会不能协助我们,我们将不得不向政府乞援。"③1950 年底,美国正式宣布冻结在中国的一切资金,校长杨德斋向省文教厅报称:"顷接纽约基督教联合托事部 12 月 29 日电,因汇兑冻结,学校补助费无法汇拨,请今后政府予以经费补助。"由此中共山东分局向华东分局提交了《关于接收美国津贴济南齐鲁大学应持方针和态度的请示》,报告了齐鲁大学目前出现严重的经费困难,并称:"该校日前在发动抗美援朝运动中曾发生一纠纷,一派提出拒绝美国经费补助,要求由政府补助经费,并予

---

① 《燕京、齐鲁等校师生再度拒绝美帝利诱》,《人民日报》1951 年 2 月 27 日。
② 《关于处理接受美国津贴的教会学校及其他教育机关的指示》,中华人民共和国教育部办公厅编:《教育文献法令汇编(1949~1952)》,中华人民共和国教育部办公厅,1960 年,第 65 页。
③ 《杨德斋等 25 人来往函件》,1950 年 9 月 25 日,J109-01-216,山东省档案馆藏,第 110 页。

以接管；另一派反对，提出只拿美国钱办学，不为美国文化侵略服务。此一纠纷，现刚平息，估计美国断绝经费补助后，前一派还会再度提出要求政府补助并接管。我们对此事应持何方针与态度，乞速示！"①可见，齐大师生内部对于拒绝美国津贴一事有不同声音。

华东局及时予以回复，并提出了解决问题的建议：由中央追加拨付经费解决。后经中央批复，齐鲁大学一般性经费由中央拨华东军政委员会教育部统一拨付。这也意味着自美国政府切断对齐大的经济资助之后，新中国开始完全承担起对齐大的经费支持，直到1952年春天②，为彻底收回校权、进行全面改造提供了最基本的物质条件。

1951年1月，山东省人民政府正式开始对齐大进行资助，每月资助金额相当于以前美国拨付的数目。这在齐大历史上是具有非凡意义的事件，标志着齐大从一个接受美国津贴的学校变为由人民政府资助的学校。③ 从此，齐大进入崭新的发展阶段，时人将此一事件称为"齐大的新生"④。这一时期创办的校报即取名为《新齐大》，以表示脱胎换骨、重获新生之意。

1952年初，华东军政委员会教育部按照《关于核准齐鲁大学本学期一般性经费补助费的通知》要求，核拨齐大上半年经费补助近15亿元（旧元），基本上成为学校办学经费的主体。新政府的财政拨款既保证了齐鲁大学及其医学院和医院的正常运转，也为就读齐大的困难学生提供了基本的生活保障。据时在齐鲁大学医学院就读的张茂宏回忆："学校经费由政府供给，对穷学生实行吃饭免费的制度，每月发5元生活费，称为'人民助学金'，由学生会主管，这也是福利部最重要的任务。分设了两个食堂，一个是'馒头食堂'，另一个是'窝窝头食堂'，后者是为享受'人民助学金'的学生建立的。

① 《关于接收美国津贴济南齐鲁大学应持方针和态度的请示》，1950年12月25日，A001-04-007-12，山东省档案馆藏。

② 参见刘家峰：《齐鲁大学经费来源与学校发展：1904~1952》，章开沅、马敏主编《社会转型与教会大学》，湖北教育出版社1998年版，第95~96页。

③ 参见刘家峰：《调适与冲突：1950年前后的教会大学——以齐鲁大学为个案》，章开沅、马敏主编：《基督教与中国文化丛刊》第3辑，湖北教育出版社2000年版，第331页。

④ 齐鲁大学：《齐鲁大学停止接受外国津贴后的工作总结》，J109-05-62，山东省档案馆藏。

富裕些的学生也可以每月交 5 元到这个食堂用餐。"①由此,齐鲁医院从经济
上实现了从西方差会资助的教会医院到中国人自筹经费的私立医院的历史
转型。

第三节　增产节约运动

作为教会大学和教会医院,齐大医学院和齐鲁医院的经费状况是与国
家的宗教政策息息相关的。新中国成立后,中国共产党一再申明基督教、天
主教应该实现自治、自养、自传。1950 年 4 月,周恩来在全国统战工作会议
上的讲话中指出:"我们主张宗教要同帝国主义割断联系。如中国天主教还
受梵蒂冈的指挥就不行。中国的宗教应该由中国人来办。"②同年 5 月,周恩
来在北京四次接见基督教界的代表。在座谈的过程中,他又多次强调:"宗
教团体本身要独立自主,自力更生,要建立自治、自养、自传的教会。这样,
基督教会就变成中国的基督教会了。"③在这一背景下,齐大医学院及医院主
动响应国家号召,积极开展自力更生、增产节约运动,配套进行经费管理改
革,在实现经济自立、自养方面迈出了重要步伐。

一、"三自"革新运动

1950 年 7 月 28 日,中华基督教青年会全国协会出版组主任吴耀宗等 40
名基督教代表人物,联名发表了《中国基督教在新中国建设中努力的途径》
的革新宣言,其中心内容便是割断中国基督教同帝国主义的联系,实行自
治、自养、自传,以达到革新中国基督教的目标。吴耀宗等人起草的宣言,得
到了毛泽东、周恩来的充分肯定。在毛泽东和周恩来的亲自过问下,9 月 23
日,《人民日报》全文刊登了由宗教界人士 1527 人签名的革新宣言,并发表了
题为《基督教人士的爱国运动》的社论,鼓励基督徒响应"脱离帝国主义影响

---

① 张茂宏:《从医留痕》,山东大学出版社 2017 年版,第 41 页。
② 周恩来:《发挥人民民主统一战线积极作用的几个问题》,中共中央统一战线工作部、中共中
央文献研究室:《周恩来统一战线文选》,人民出版社 1984 年版,第 174 页。
③ 周恩来:《关于基督教问题的四次谈话》,中共中央统一战线工作部、中共中央文献研究室:
《周恩来统一战线文选》,人民出版社 1984 年版,第 182 页。

而走上宗教正规的爱国运动"①。自新中国成立伊始,中国共产党关于基督教、天主教要由中国人自己来办的方针是非常明确的,基督教、天主教要通过革新实现自治、自养、自传的立场是十分坚定的。

在党中央的坚定号召和本行业的共同感召下,仍为教会性质的齐鲁大学和齐鲁医院,在全体教职工中发起自力更生、艰苦奋斗的倡议,通过增产节约、农场劳动、反对铺张浪费等活动,使广大师生投身于所在教会的自治、自养、自传活动中,同时在思想上使广大师生充分认识到经济自立的重要性,打消了部分师生希望继续得到美帝国主义经费资助的幻想。如 1949 年的齐大总结报告中专门提到学校面对的经济困难及应对策略:"本校图书仪器实验设备一向充实,但经过学校两次南迁,设备损失殆尽。又因学校经费拮据,一时添购倍感苦难,学校仍号召各院系克服苦难、自力更生,发挥革命的创造性。"②与此同时,齐大及医学院师生以极大热情发起了"向农民学习、为劳动人民服务"运动,并积极投身"土改"运动,仅 1951 年上半年,就有赵省之、李金声教授及韩麟呈、李世壮同学等 92 人参加了"土改"。③ 为了对"土改"工作有充分的认识和准备,齐大成立了"土改"工作队学习委员会,并由教授田仲济等辅助指示,学习委员会下设学习部、秘书处和文娱部。学校为表示重视"土改"工作,加深师生对"土改"重要性的认识,自 12 月 25 日起停课学习。学习结束后,90 多名师生代表组成两个中队,于 1 月 7 日分别向淄川和长山出发,协助当地干部进行"土改"工作。通过这次实践活动,齐大师生实现了理论与实际相结合,大大提高了思想政治认识。④

1951 年初,齐大进一步规范调整了经费使用与财务管理制度,经校务委员会讨论,研究制定了各种规章制度,包括职工薪给标准、教职员工出差旅费支给办法、教员到校旅费支给办法等,同时加强了医学院的行政力量,以解决经费管理混乱问题。学校任命医学院院长张汇泉为副校长,医学院增

① 转引自陈丰盛:《吴耀宗发起中国基督教三自革新运动》,《天风》2018 年第 9 期。
② 《1949 年度第二学期工作总结》,1950 年 8 月 15 日,J109-05-0010,山东省档案馆藏,第 5 页。
③ 参见《齐鲁大学 1950 年度第二学期工作总结》,1951 年 7 月,J109-05-016,山东省档案馆藏。
④ 参见《齐鲁大学十二月、一月综合报告》,1951 年,J109-05-32,山东省档案馆藏,第 166～167 页。

添副院长一人,由医学院教授张子圣兼任,医学院增添教务主任一人,同时秘书室设人事秘书,会计组改归总务处领导。[1] 经过以上改革,齐大及医学院一定程度上缓解了财务管理混乱、经费浪费严重的现象,在开支方面节约了不少资金。

二、医院经费改革

从齐鲁医学院南迁福州起,留守济南的齐鲁医院就开始面临经费短缺、管理混乱等问题,只能通过自力更生、经费改革等逐步改善。1949 年初,齐鲁医院开始着手开展系列改革,以求解决临时的经费困难。一个常规性的制度设计就是每个月的最后一个星期六,院长都会召集全院医护人员和工友开会,报告医院目前的发展情况。[2]

(一)关于收费标准和押金管理。一直以来,齐鲁医院在收费标准方面还是比较低的,这给医院正常运转造成较大压力,如在 1949 年 3 月份医院院务委员会上就提出,仅透视检查费用就有 6000 美元的缺口。1949 年 3 月 29 日,医院提出收费率应以面粉及小米为基础,实行动态调整。[3] 但这种决策一直都未得到实质性的落实,直到 8 月 9 日召开的医院院务委员会上,“财务委员会被要求提出收费建议,以避免因入院时原始押金贬值而造成的过度损失。Dr. H. F. Yang 报告了住院押金问题,并要求 Miss Polly Chang 向委员会解释收费遇到的困难。会议决定继续执行之前的收费标准,但敦促患者额外费到期日期之前付款”[4]。8 月 16 日,又决定“提高门诊挂号费,首次就诊挂号费 4000 元(旧元),复诊挂号费 2000 元(旧元)”[5]。后来的两年,医

---

[1]　参见《1950 年度第二学期工作总结》,1951 年 7 月,J109-05-0010,山东省档案馆藏,第 60 页。

[2]　参见“Minitues of Cheeloo University Hospital Committee Meeting,” March 22, 1949, J109-03-61,山东省档案馆藏,第 7 页。

[3]　参见“Minitues of Cheeloo University Hospital Committee Meeting,” March 29, 1949, J109-03-61,山东省档案馆藏,第 9 页。

[4]　“Minitues of Cheeloo University Hospital Committee Meeting,” August 9, 1949, J109-03-61,山东省档案馆藏,第 4 页。

[5]　“Minitues of Cheeloo University Hospital Committee Meeting,” August 16, 1949, J109-03-61,山东省档案馆藏,第 5 页。

院又根据物价和需求情况,数次调整收费标准,增加了医院的收入。

(二)关于职工及家属诊疗收费。长期以来,在齐大、医学院及医院内部员工入院诊疗管理上,一直未有明确的报销和缴费标准,许多职工看病费用赊欠或者直接免除,这对医院的财务造成很大负担。1949 年 2 月 24 日,医院院务委员会研究讨论了医院及学校职工与学生诊疗和药物收费标准,最终形成了以下决议。

(1)除了急诊病情,所有员工都应该挂号并在门诊部就诊。

(2)所有受聘于齐鲁大学的工友免收门诊诊疗费,普通药品费可享受 50％的折扣。稀缺且必须从外面购买的特殊药品需要全额自费。该特殊药品目录由院长决定。

(3)第 2 条规定的规则同样适用于大学工友的直系家庭成员,包括其父亲,母亲,配偶,以及子女。

(4)医院工作人员(除工友外的所有医护人员)免收门诊诊疗费,普通药品费可享受 30％的优惠(打七折)。如上所述的特殊药品需全额自费。

(5)齐鲁大学工作人员(除工友外的所有员工)普通药品享受 30％的折扣(打七折),但特殊药品需全额自费。

(6)所有医院和大学工作人员的直系亲属(父亲、母亲、配偶、子女)可享普通药品 30％的折扣,但特殊药品需全额自付。

(7)齐鲁大学的大学生自付 50％的挂号费,所有普通药品享有 30％的折扣,但需支付特殊药品的全额费用。[1]

该决议受到大多数人的欢迎,但也遭到少数人的反对。有人认为这有可能造成更大的浪费,因此建议另外起草一套新规则。[2] 但在新的规则尚未出台的接下来两年时间里,这一决议还是按照委员会的要求坚持下来。

---

[1]　"Minitues of Cheeloo University Hospital Committee Meeting," February 24,1949, J109-03-61,山东省档案馆藏,第 6 页。

[2]　参见"Minitues of Cheeloo University Hospital Committee Meeting," March 29, 1949, J109-03-61,山东省档案馆藏,第 5 页。

（三）关于医院餐厅用餐问题。长期以来，医院开设的餐厅主要用于病号和医务人员就餐，院内工人及大部分行政人员是不允许去餐厅就餐的。解放以后随着工人地位的提升，开始对这一问题提出诉求。1949 年 3 月，医院院务委员会收到某些工人要求允许他们在医院餐厅用餐的请求，院务委员会原则上采纳了这一建议，规定"所有在餐厅就餐的人都将被全额收取费用，用于支付医院厨房和餐厅的运作成本费"，并提出了以下一般原则：

（1）医院厨房主要为患者开设，应首先考虑他们的福利。

（2）由于医生和护士需要随时待命，所以他们可以在医院餐厅吃饭。

（3）部分行政人员，如果工作性质需要随时待命的话，也应该有权在医院餐厅吃饭。

（4）特殊情况下，餐厅就餐的特权可以延伸到其他人，无论是行政人员还是工人，他们可以提出充分理由，然后由医院委员会批准。[①]

4 月 12 日，又有 7 名工人提出要求，希望在医院餐厅就餐，得到院方批准。但 4 月 26 日，从杭州回来、正在医院药房中实习的两名药物系学生，亦请求允许他们在餐室中吃饭，医院院务委员会拒绝了这一提议。[②] 8 月，医院为了减少餐厅中的混乱和浪费行为，决定请 Miss Rissell 负责监督医院厨房。[③]

（四）关于代理护士长工资问题。由于经费紧张和人员缺乏，医院这一时期出现多个护士长岗位的空缺，因此临时选出部分护士代理护士长，但是一直未给予相应的工资待遇。1949 年 8 月 23 日，代理护士长派代表提出要获得全额护士长工资。经过一段时间的讨论，院务委员会投票决定："担任代理护士长三个月以后可以领取护士长工资，但其头衔依然是代理护士长。

① "Minitues of Cheeloo University Hospital Committee Meeting," March 8, 1949, J109-03-61,山东省档案馆藏，第 7 页。

② 参见"Minitues of Cheeloo University Hospital Committee Meeting," April 26, 1949, J109-03-61,山东省档案馆藏，第 9 页。

③ 参见"Minitues of Cheeloo University Hospital Committee Meeting," August 2, 1949, J109-03-61,山东省档案馆藏，第 4 页。

按法定条件和程序任命产生新的护士长之后，代理护士长应返回普通护士岗位。"①这一关于代理护士长三个月后方可领取护士长工资标准的决议遭到 10 名新毕业护士的强烈反对，他们坚持认为："任何代理护士长的工资都应当与护士长持平，因为他们所从事的工作内容是相同的。"②最终院务委员会接受了这一要求，并决定从 1949 年 8 月开始执行。由于齐大的人员长期未纳入政府编制序列，人员工资标准向来是一事一议、一人一议的，不可避免会产生攀比和矛盾，这种问题一直持续到 1952 年全国范围内的评薪定级才基本解决。

小 结

齐大从外国人手中收回校权之前，其经费来源以教会差会拨款、国外基金会捐助等外国拨款为主；收回校权过程中，外国资金逐步退出，即使有续拨经费，在使用上也增加了诸多限制，拨付方式则由直接变为间接。抗美援朝战争爆发后，中美关系空前紧张，美国对中国实行的经济封锁，使得在华教会学校很难获得外国资金的资助，进而遭遇前所未有的经济危机。另外，美国的经济封锁阻碍了齐鲁医学院从国外进口仪器设备。

面对前所未有的经费困难状况，齐鲁医学院及医院在齐鲁大学的带领下，积极响应人民政府彻底肃清美帝国主义文化侵略、维护中国人民文化教育总局事业自主权利的号召，拥护人民政府"有条件接受"国外经费的原则，开始有计划地断绝与美国方面的经费联系。同时，为解决经费问题，一方面，齐鲁大学主动向教育部门申请经费补助，人民政府也批复由华东军政委员会统一拨付齐鲁大学一般性经费。之后，山东省人民政府于 1951 年开始对齐大资助，每月资助额与此前美国方面拨付金额相等，齐鲁大学由此在经济上实现了历史转型；另一方面，齐鲁大学响应人民政府的号召和同行业的

---

① "Minitues of Cheeloo University Hospital Committee Meeting," August 23, 1949, J109-03-61，山东省档案馆藏，第 5 页。

② "Minitues of Cheeloo University Hospital Committee Meeting," September 6, 1949, J109-03-61，山东省档案馆藏，第 11 页。

感召,在全体教职工中倡议自力更生、艰苦奋斗,开展增产节约、农场劳动、反对铺张浪费等活动,并在思想上灌输经济自立的意识,以打消对美帝国主义经费资助的幻想,同时对医院经费进行改革,以解决临时性经费困难。在此过程中,齐鲁大学也完成了资产的清查和交接。

第四章 抗美援朝与思想改造：
政治上实现新生

任何新政权和新制度的建立，必然伴随主流意识形态的确立。由于知识分子的特殊地位和作用，他们对主流意识的态度，对于新生政权的平稳发展有着非常重大的影响作用。① 如何使知识分子，特别是来自高等教育和医学界的高级知识分子尽快树立马克思主义思想观、价值观和人生观，更好地投身社会主义现代化建设，对于新中国成立初期的执政者来说，是不得不面对的理论和现实问题。思想改造是刚刚夺取政权的中国共产党建构自身政治合法性的必然要求，也是重构知识分子政治认同的必要举措。新中国成立之初，从旧社会过来的知识分子心态极为复杂，有的欣喜若狂，对于新政权和新执政党抱有满腔热情与希望；有的超然中立，认为只要自己有知识和技术，在哪里都被需要，对政治漠不关心；有的虽然对国民党的腐败堕落感到绝望，但对中国共产党能否胜任执政党角色持怀疑和观望态度。② 新中国成立之前通过的具有临时宪法性质的《中国人民政治协商会议共同纲领》就明确提出"给青年知识分子和旧知识分子以革命的政治教育，以应革命工作和国家建设工作的广泛需要"③的重要任务。1950 年 6 月召开的中共七届三中全会明确了政府要"有步骤地谨慎地进行旧有学校教育事业和旧有社会文化事业的改革工作，争取一切爱国的知识分子为人民服务"④的历史任务。

---

① 参见韩小香：《历史的回顾与现实的思考——建国初期知识分子思想改造运动》，《前沿》2010 年第 14 期。

② 参见张惠舰：《建国初期中国共产党对知识分子问题的认识及对策——以北京市为例》，《北京党史》2015 年第 2 期。

③ 《中国人民政治协商会议共同纲领（摘录）》，上海市高等教育局研究室、华东师范大学高校干部进修班、教育科学研究所编：《中华人民共和国建国以来高等教育重要文献选编》上册，上海市高等教育局研究室，1979 年，第 2 页。

④ 毛泽东：《不要四面出击》，中共中央文献研究室编：《毛泽东文集》第 6 卷，人民出版社 1999 年版，第 71 页。

毛泽东主席在 1950 年 6 月 6 日发表的《不要四面出击》中指出："对知识分子要办各种训练班,办军政大学、革命大学,要使用他们,同时对他们进行教育和改造。要让他们学社会发展史、历史唯物论等几门课程。就是那些唯心论者,我们也有办法使他们不反对我们。他们讲上帝造人,我们讲从猿到人。有些知识分子老了,七十几岁了,只要他们拥护党和人民政府,就把他们养起来。"①这是中国共产党对新中国成立之前大量吸收和大胆使用知识分子政策的延续,也是新中国成立初期正确对待知识分子的重要指示,由此正式确立了"团结、教育、改造"知识分子的基本方针和政策,力争在短期内把他们塑造为人民服务、为社会主义服务的新型知识分子。

在这种背景下,时任教育部副部长、党组书记的钱俊瑞在第一次全国教育大会上就强调"新区学校安顿后的主要工作,是进行政治与思想教育",并指出"争取、团结和改造知识分子"是教育工作的关键环节,并重申了毛泽东主席"对于旧文化工作者,旧教育工作者和旧医生们的态度,是采取适当方法,教育他们,使他们获得新观点、新方法、为中国人民服务"的思想,为此要有计划、有步骤地在教师和青年学生中进行政治与思想教育,帮助他们逐步建立革命的人生观。② 在这种方针指导下,教会大学开始有针对性地对师生开展思想政治教育。

第一节　新中国成立初期师生思想状况

新中国成立初期,各学校、医院等组织机构因为成立背景、发展历程、社会地位、功能定位等的不同,其组成人员的思想状况也不尽相同,对于新生政权、新执政党、新意识形态等新生事物的认知程度和认同程度不尽统一。从"齐鲁医学"师生的出身来看,他们大多出身于有产阶级,其中不乏官僚、地主、资本家等旧社会上层家庭;其所受教育,主要是西方资本主义乃至帝

---

① 毛泽东:《不要四面出击》,中共中央文献研究室编:《建国以来重要文献选编》第 1 册,中央文献出版社 1992 年版,第 258~259 页。

② 参见《钱俊瑞副部长在第一次全国教育工作会议上的总结报告要点》,中华人民共和国教育部办公厅编:《教育文献法令汇编(1949~1952)》,中华人民共和国教育部办公厅,1960 年,第 10 页。

国主义的教育。因此,他们的思想和立场基本是保守和传统的,对社会主义革命缺乏思想准备,对新中国成立以来的新环境还不适应。作为由教会创办、长期受教会资助的机构,齐鲁大学医学院及其附属医院在思想政治和意识形态方面较为复杂,表现在宗教色彩浓厚、亲美思想严重、对新领导班子心生抵触等多个方面,成为融入新生政权的最大障碍。

一、宗教色彩浓厚

教会大学及其附属医院的宗教信仰问题在新中国成立初期还是比较突出的。如1949年初齐鲁医院宗教生活委员会在济南已经解放的情况下仍然组织定期团契,"共同学习圣经,也在宗教生活中互相帮助。他们在晚上不定期聚会,每个团契有一名顾问,有一个医生团契(由司美礼带领),两个护士团契(由梅敏珠小姐和科利先生带领),一个教员团契(由林仰山带领),一个工友团契(由林仰山和梅敏珠共同带领)"①。新中国成立后,在齐大积极开展政治教育的同时,齐大基督教团契活动仍比较活跃,举行"一日三祷制",即早祷、午祷和晚祷,甚至夜里还有夜祷,地点在康穆堂,人数内容不详。② 具有宗教信仰的基督徒师生游离于政治思想教育之外,短时间内难以改变以往的生活和信仰方式,难以接受新思想和新观点。1949年4月,刚刚收回校权的齐大时任校长杨德斋在总结齐大思想状况时指出:"宗教色彩浓厚本来是教会学校的普遍现象,而以本校为特甚,这不能不归根于齐鲁神学院设在校内的关系,此神学院在行政上虽然独立,但朝夕与共自然在思想上不能不受其影响,况且来校文理医三学院服务的西籍人士,均负有传教的使命,所以他们对于职教员、学生以及工友等人尽力拉拢,并组织各种宣传宗教的团体,以达成其文化侵略的目的。"③同时他还谈道:"本校教职员多系基督教徒,并且有人两辈以上都是由外国人一手提拔起来的,对外国人自然奉

① "Cheeloo Weekly Bulletin," January 15, 1949, RG011-266-4266, Box 266, Archives of the United Board for Christian Higher Education in Asia（UBCHEA）, Yale University Library, p. 23.

② 参见《齐大情况报告》,1951年4月27日,J109-05-027,山东省档案馆藏。

③ 杨德斋:《关于齐鲁大学的简略》,1949年4月12日,0002-002-0043-003,济南市档案馆藏。

命唯谨,专看外国人的眉眼行事,又因在校的外国人国籍不同,教会不同,不免形成对立局势,所以教职员们也彼此勾心斗角,发生小宗派的封建关系。"①他认为,以上这些特点是齐大过去不够进步的主要原因。

1951年5月,济南市人民政府对齐大师生思想状况进行过一次摸底调查,结果显示,齐大共有学生428人,以医学院人数最多,占总人数的58%。② 齐鲁医学师生在当时比较典型的"顾仁恩事件"中,表现较为落后,甚至明确反对政府指令,许多学生听信教徒的荒诞宣传,到康穆堂去听讲。③ 个别师生热衷于宣扬顾仁恩神迹治病,画图为之祷告,并有7人赴青岛求顾仁恩治病,宗教气氛笼罩整个学校。总起来说,落后力量占优势,邪气占统治地位,骨干不多,团员水平很低。④ 济南市公安局一则档案记载:"1951年4月16日下午两点,教育厅季厅长作关于镇压反革命的报告,同时广播顾匪仁恩的口供录音,前基督教团契负责人张宝安表示拥护政府查办顾匪,但又表示自己做事向来是遵照圣经……"⑤从当时的情况来看,齐鲁医学师生们在思想政治方面进步很慢,一个很重要的原因就是神学院的影响和教徒之间的互相牵扯。神学院常利用聚会时间向学生散布反动言论,同时,教徒中也常互相散布一些反动思想,教徒学生的宗教哲学和爱国主义出现了尖锐对立。

二、亲美思想严重

1950年12月,安徽大学教授李则纲在《为抗美援朝向某些知识分子进一言》中指出,在北京、南京都能听到很多民众议论,"现在抗美援朝思想成问题的还是知识分子";"知识分子或多或少是'亲美''崇美'的";"越是大知识分子,问题愈多"⑥。抗美援朝战争需要全国人民同仇敌忾,但是一部分知

---

① 杨德斋:《关于齐鲁大学的简略》,1949年4月12日,0002-002-0043-003,济南市档案馆藏。

② 参见《关于齐鲁大学的报告》,1951年5月,J109-05-027,山东省档案馆藏。

③ 参见《齐鲁大学思想改造运动学生工作总结》,1952年底,A004-02-062-5,山东省档案馆藏。

④ 参见《齐鲁大学1950年度第二学期政治思想教育总结》,1951年7月,J109-05-222,山东省档案馆藏。

⑤ 《齐大情况报告》,1951年4月27日,J109-05-027,山东省档案馆藏。

⑥ 李修松主编:《李则纲遗著选编》,安徽大学出版社2006年版,第667页。

识分子在思想感情上与美国有着复杂联系，对美国恨不起来。齐大校长杨德斋总结道，原来包括医学在内的齐大培养的人才，"多数醉心英美而甘心为帝国主义服务，因为大部分学生是各教会保送来的，他们的经济环境多半很困苦，一切费用皆由外国人供给，又加过去的校政多操于英美人士之手，一切教育方针自然带有文化侵略的性质，因此培养出的人才多半醉心英美文明，甘心为帝国主义服务"[1]。究其原因，主要是因为齐大校务一贯由外国人把持，教育方针主要为培养教会团体的服务人员，加之过去国民党在思想上统治过甚，即或有思想上较进步之教授，也很难发生作用。"本校学生多属资产阶级子女，贫寒者则完全受教会资助，并凭借外人在华的特殊势力，自觉无需与外界接触亦能生存，久而久之其政治思想自然落后。"[2]1951年年初，齐大调查了师生的基本思想情况，仍然不容乐观，主要表现为"亲美""崇美"思想仍很严重，缺乏爱国主义思想和民族自尊心，少数教徒学生仍和帝国主义保持经济上的联系；对苏联和中国共产党仍持畏惧怀疑态度，少部分学生有明显的仇苏情绪。[3] 济南市人民政府认为，齐大许多师生"满意教会的一切，崇拜帝国主义的'文明'，对现任杨德斋齐校长不满，对政府不满。比较靠近政府的，不过只有很少的一部分。如杨德斋、许衍梁等相当孤立，为教会旧势力反对的对象"[4]。这也是"齐鲁医学"在解放后较长时间内被其他院校比如华大师生"鄙视"为落后的重要原因。虽然大部分师生能够积极地自我革新并接受中国共产党的领导与美帝国主义决裂，但对于美帝国主义抱存幻想的仍大有人在。

三、政治意识淡漠

在新成立的人民政府眼中，齐大特别是医学院师生的思想政治意识极为落后，这点在1949～1951年的几次事件发生时，齐大部分师生的观点与站

---

① 杨德斋：《关于齐鲁大学的简略》，1949年4月12日，0002-002-0043-003，济南市档案馆藏。

② 杨德斋：《关于齐鲁大学的简略》，1949年4月12日，0002-002-0043-003，济南市档案馆藏。

③ 参见《齐鲁大学1950年度第二学期政治思想教育总结》，1951年7月，J109-05-222，山东省档案馆藏。

④ 《关于齐鲁大学的报告》，1951年5月，J109-05-027，山东省档案馆藏。

队立场中体现得非常明显。1949 年 6 月 21 日,济南市教育局欲商借使用齐大医学院看护生娱乐室作宿舍之用,为期 10 天左右,齐大以"男宿舍和护士们如此接近是不适宜的"为由拒绝;当地区政府想在医院的角上建一所公厕,齐大以"医院临近不适宜有一个公厕"为由拒绝;1950 年 4 月 25 日,卫生部要求齐鲁送一个医生到北京参加 BCG 使用的特种训练,医院院务委员会以"目前医院中抽调不出人员,同时在医院预算上无款可供使用"为由拒绝。① 不止学校管理层缺乏政治意识,新政府认为齐大师生的整体思想都较为落后。齐大 1951 年的一项调查显示,学校全部 56 名教授和副教授基本上都是落后的,其中被列为"落后""很落后"及"保守"的教授有 26 人,占将近一半;被列为"进步""积极""要求进步"的有 15 人,仅占 1/4 强。② 个别教授对于政治活动和政治学习也不甚热心,比如某教授在政治学习时经常迟到早退,还说:"这么一段小文章,还这么麻烦,三番五次的学习讨论,真是无聊,我们这样的知识分子只消一眼就知道了,还费这么大事。"③新政府还认为,齐大学生原来的学习观不正确,大部分是死读书、纯技术观点,少部分是"胡混",胡搞恋爱、嫖、赌、偷、盗;不问政治,不看政治书籍,甚至讨厌政治学习,许多人不去听政治课;自由散漫,毫无纪律,漠视行政领导;政治骨干不多,团员水平很低。④ 齐大师生的这些表现,当然是被视为政治上不进步、思想上不积极的典型,显示出加强思想改造的必要性和紧迫性。

院系调整之前的齐大师生普遍非常重视专业素养、业务水平和操作技术,集中所有时间、精力用于科研、教学和学习,而对外部世界的政权过渡和社会变迁缺乏热心和参与。在齐鲁大学所有学院中,医学院师生是被新政府评价为"严重的技术观点"或"单纯技术观点"方面最为突出的。⑤ 他们按

① 参见"Minutes of Cheeloo University Hospital Committee Meeting, 1949～1950," J109-03-61-001,山东省档案馆藏。
② 参见《齐鲁大学半年来的情况草稿》,J109-05-27,山东省档案馆藏。
③ 《齐大人员介绍》,J109-05-103,山东省档案馆藏,第 60 页。
④ 参见《齐鲁大学 1950 年度第二学期政治思想教育总结》,1951 年 7 月,J109-05-222,山东省档案馆藏。
⑤ 参见陶飞亚:《院系调整之前:齐鲁大学教授状况的分析》,章开沅、马敏主编:《社会转型与教会大学》,湖北教育出版社 1998 年版,第 68～80 页。

照以往的学校要求和人生经验，始终认为业务能力和技术水平应该是第一位的，在科研成果产出和医疗水平提高方面持续努力。但是新中国成立后，非常显著的一个变化就是对政治标准前所未有的重视，并将政治标准置于远超过业务标准的重要地位，这对于齐大师生来讲，短期内并不容易完全认可和接受。正如有位教授埋怨学生："你们的业务水平根本赶不上战前，还搞什么政治运动！"①当然，这种认识与新政府的期望是不一致的，也是片面的、保守的，由此导致了后续的一系列思想改造运动。除了师生思想政治意识淡薄之外，学校还有反动势力渗入，伺机兴风作浪。早在解放前，国民党特务机关"三青团"②就在齐大公开活动，成立了"三青团齐大特别区队"，至1951年仍有李之江、舒怀符等反动分子比较活跃。③ 他们秘密从事特务间谍活动，发表反动言论，不断煽动反共情绪，对新中国成立之初学校的安定团结和领导权过渡造成威胁。

作为教会大学出身的齐鲁大学，在从"旧社会"向"新社会"过渡的过程中表现出种种不适，出现了宗教氛围浓厚、"亲美""崇美"思想严重、忽略甚至排斥政治学习、单纯强调专业技术等种种状况。这些状况跟新政府的期待和要求显然有差距，可以想见，新政府对齐大在思想政治方面的表现也不会满意，这就为后来轮番开展的各种思想改造运动提供了必要性和正当性。

第二节　抗美援朝教育运动

朝鲜战争爆发后，中美关系达到冰点。1950年10月21日、23日，周恩来邀请郭沫若、马叙伦、章伯均、王昆仑座谈抗美援朝问题，听取意见、回答问题，指出一部分人中存在着亲美、崇美、恐美和对中朝两国力量估计不足

---

① 《齐鲁大学停止接受外国津贴后的工作总结》，J109-05-62，山东省档案馆藏。

② "三青团"系国民党下属的青年组织，成立于1938年4月，宗旨是信仰三民主义，为国民党增添青年复兴力量。蒋介石担任首任团长，陈诚为首任书记长。在抗日救亡运动中，"三青团"以抗日救国为旗号，在全国各地建立青年馆、招待所，安置流亡青年和学生；组建战地服务队、宣传慰问队为前方战士及其家属提供支持夫妇。但在抗日战争转入相持阶段以后，"三青团"逐渐成为反共、防共、限共的政治工具和特务组织，设立青年劳动营，关押、迫害爱国进步青年。1947年9月，"三青团"并入国民党。

③ 参见《关于齐鲁大学的报告》，1951年5月，J109-05-027，山东省档案馆藏。

的错误思想。为了使全国人民正确认识形势、确立胜利信心,26 日,周恩来审定批发《中共中央关于时事宣传的指示》,要求各地开展时事宣传运动。全国人民应对美帝有一致认识及立场,坚决消灭亲美思想和恐美心理,"普遍养成对美帝国主义的仇视、鄙视、蔑视的态度"①。1950 年 11 月 1 日,《人民教育》发表社论《开展抗美援朝的政治教育》,指出对于"中等以上的学校,要系统地揭露、批判美帝国主义过去在中国所传播的一切有毒害的思想影响"②。1950 年 12 月 1 日,《人民教育》再次发表社论《继续开展与深入学校教育中抗美援朝的思想政治教育》,对进一步开展抗美援朝的政治教育提出了新的要求。③ 1951 年 2 月 18 日,毛泽东在中共中央政治局扩大会议上强调,要广泛开展抗美援朝的宣传教育运动,"必须在全国范围内继续推行这个运动,已推行者深入之,未推行者普及之,务使全国每处每人都受到这种教育"④。1951 年 5 月 18 日,教育部部长马叙伦在政务院第 85 次政务会议上对 1951 年全国教育工作进行部署时,提出的第一项任务就是在全国范围内开展抗美援朝爱国主义教育,要求"各级和各类学校通过各科教学,并配合各种课外活动,普遍进行抗美援朝爱国主义教育"⑤。由此,全国各地都开展了轰轰烈烈的抗美援朝宣传教育运动,并向朝鲜战场上浴血奋战的人民志愿军提供舆论、精神和物质援助。在中共中央的有关精神和指示下,齐鲁大学行政领导班子马上采取行动,在美国刚刚入侵朝鲜、我志愿军尚未入朝作战之前,学校就发起了抗议美国侵略朝鲜、保卫和平运动,之后又开展了轰轰烈烈的抗美援朝爱国宣传教育运动。

---

① 中共中央文献研究室编:《周恩来年谱(1949~1976)》上卷,中央文献出版社 2007 年版,第 89 页。
② 《开展抗美援朝的政治教育》,《人民教育》1950 年第 1 期。
③ 参见《继续开展与深入学校教育中抗美援朝的思想政治教育》,《人民教育》1950 年第 2 期。
④ 毛泽东:《中共中央政治局扩大会议决议要点》,《毛泽东选集》第 5 卷,人民出版社 1977 年版,第 34 页。
⑤ 《关于 1950 年全国教育工作总结和 1951 年全国教育工作的方针和任务的报告》,中华人民共和国教育部办公厅:《教育文献法令汇编(1949~1952)》,中华人民共和国教育部办公厅,1960 年,第 10 页。

一、控诉美国文化侵略

1950 年 11 月底，新中国人民政府特派代表伍修权出席联合国大会政治委员会与安全理事会，对美国侵略中国向全世界提出正义控诉。美国出席联大代表杜勒斯与驻安理会常任代表奥斯汀，先后在 11 月 27 日联大政委会讨论苏联"控诉美国侵略中国"案的会议上，与 11 月 28 日安理会讨论"控诉武装侵略台湾"案的会议上，发表长篇演说，为美国帝国主义的侵略行为狡辩，将"侵略行径"称作"友好行为"，妄图颠倒黑白，混淆是非，愚弄侮辱中国人民。① 特别值得一提的是，奥斯汀在安理会的演说中，不厌其烦地列举了美国在中国办了多少医院、学校等，其中专门提到齐鲁大学，以图掩饰真相，使人误以为美国"并不是血腥侵略者"。

消息传来之后，齐鲁医学师生愤慨万分，纷纷表达严重抗议。1950 年 12 月 4 日，医学院师生们参加了齐大举行的控诉美帝国主义侵略大会。全校教授学生一致拥护我国出席联合国代表伍修权的发言，一致反对奥斯汀在安理会所发表的无耻谰言，并指出齐大的行政、经济等方面深受美帝国主义的极端专制的控制，现已完全认清美帝的真实面目，坚决站在抗美援朝运动的最前线。② 12 月 5 日，齐大学生会发表了反驳奥斯汀及杜勒斯以"侵略"为"友谊"的狡辩宣言，宣言指出："在百来年的美帝国主义侵略中国的史实中，文化侵略为侵略的第一步。美帝国主义通过在华创办的学校及各种宗教慈善团体，以宗教、文化及其他欺骗手段，来蒙蔽我国青年的视听，麻痹我们的灵魂，进而造成为他们服务的'人才'。美国伊利诺州大学校长致罗斯福总统的备忘录中的一句话'哪一个国家能教育这一代的年青中国人，哪一个国家就将由于在这方面支付的努力而在精神的商业的影响上取得最大可能的收获'，即是侵略者'友谊'的本质。"③12 月 8 日下午 1 时，齐大举行反对

---

① 参见《在安理会和联大政委会上奥斯汀与杜勒斯发表无耻演说为美帝侵略狡辩并恶意侮辱我国人民》，《人民日报》1950 年 12 月 3 日。

② 参见《齐大和湘雅医学院抗议 指出中国人民已经完全认清了美帝文化侵略的狰狞面目》，《人民日报》1950 年 12 月 9 日。

③ 《金陵大学等校发表宣言 驳斥奥斯汀对中国人民的诬蔑》，《人民日报》1950 年 12 月 11 日。

美帝侵略控诉大会。在控诉大会上，"师生员工们普遍激起了不可遏制的愤怒，控诉了若干年以来敢怒不敢言的苦衷，控诉者有同学十余人，工人有刘尚勇、国光增等数人，教职员有星兆钧、吴骏良、赵常林、刘国杰等，均能以悲愤的情绪，控诉出具体的事实，通过这次控诉大会，说明了美帝侵略阴谋本质，认识到美帝伪善的面目，同学、同仁在仇美的思想上大大的提高了一步"①。广大同学们热烈响应政府参加军事干部学校的号召，积极学习共青团中央及全国学联的号召以及《人民日报》等官方媒体上的社论，以更好认清这个号召的重大意义以及青年学生的光荣任务。

1950 年 12 月 29 日，时任政务院副总理的郭沫若针对美国对中国实施文化侵略的行为发表讲话，他指出："百余年来，美帝国主义对我国除了进行政治、经济和武装侵略外，在很长时期中，尤其注重文化侵略的活动。这种侵略活动方式，主要是通过以巨额款项津贴宗教、教育、文化、医疗、出版、救济等各项事业，加以控制，来进行对中国人民的欺骗、麻醉和灌输奴化思想，以图从精神上来奴役中国人民。"②郭副总理还表示，新中国成立之初，百废待兴，经济困难，新政府对于美国以津贴援助的方式对中国实施文化侵略的行为保持了宽容，但是公安机关发现美帝国主义利用接受津贴的机关和团体进行反动宣传和活动，"一年以来已经我公安机关发现多次这类事件，诸如造谣、诽谤、进行反动宣传、出版和散布反动书刊，甚至隐藏武器、勾结蒋匪特务、进行间谍活动等等，尤其在美帝侵略朝鲜、台湾以后，中国人民抗美援朝运动广泛展开之际，美帝国主义分子这种破坏活动更加活跃起来"③。郭沫若的这一报告在政务院第 65 次会议上获得批准，并迅速转发至全国各地。报告中列举的美国的种种侵略行径及对华制裁行为激起了中国人民的极大愤慨，引发了各地教会学校、教会医院教职员工、医务人员的严正抗议和严厉控诉。控诉美国文化侵略运动由此拉开帷幕。

---

①　《齐鲁大学十二月、一月综合报告》，1951 年，J109-05-32，山东省档案馆藏，第166～167 页。

②　《关于处理接受美国津贴的文化教育救济机关及宗教团体的方针的决定》，中华人民共和国教育部办公厅编：《教育文献法令汇编(1949～1952)》，中华人民共和国教育部办公厅，1960年，第 59 页。

③　《关于处理接受美国津贴的文化教育救济机关及宗教团体的方针的决定》，中华人民共和国教育部办公厅编：《教育文献法令汇编(1949～1952)》，中华人民共和国教育部办公厅，1960年，第 60 页。

　　1951 年 1 月，教育部召开处理接受外国津贴的高等学校会议，钱俊瑞副部长明确指出："这次处理接受美国津贴的学校的目的，就在于捣毁和夺取美帝在华的文化侵略据点，使之成为巩固和发扬中国人民爱国主义的坚强堡垒，彻底肃清美帝在我们师生中所传播的毒害思想。"①会议期间，十余个接受外国津贴的大学校长、校董、教授向《人民日报》记者发表了书面或口头谈话。其中，齐鲁大学校长杨德斋说："有八十七年历史的齐鲁大学，深深地遭受了美帝文化侵略的毒害。八十多年来，美帝在这里传播着毒恶的思想，戕害着中国青年的灵魂。在这次抗美援朝、保家卫国的运动中，齐大的教职员工，特别是青年学生们，认识了美帝狰狞的侵略面貌时，那种对美帝的强烈的憎恨，是难以形容的。同时，大家也看到了伟大祖国的可爱，于是肃清美帝文化侵略影响的运动，便蓬勃展开。人人期望和要求齐大回到祖国的怀抱。"②教会大学出身的齐鲁大学积极响应中央号召，坚定地站在了反对美国侵略、捍卫民族利益的立场上。

　　1951 年 4 月 17 日，包括齐鲁医学在内的齐鲁大学全体师生在《大众日报》发表《对美帝飞机轰炸我东北、侵扰我福建沿海及美第七舰队在我台湾海峡演习的抗议》，文中指出："美帝飞机轰炸我东北，侵扰我福建沿海地区，杀害我和平居民，美海军第七舰队在我台湾海峡演习，美帝的这种扩大侵略阴谋，引起了我们全体师生员工无比的愤怒，兹经我校第一次校务委员会一致决议，对美帝这一侵略行动，提出严重抗议，我们为祖国安全，为远东和平，更大力进行抗美援朝运动，反对美帝武装日本，坚决拥护政府镇压反革命的措施，并拥护世界和平，为彻底歼灭与世界人民为敌的美帝国主义而奋斗到底。"③

---

①　《钱俊瑞副部长在处理接受美国津贴的高等学校会议闭幕时的讲话——集中火力，肃清美帝的文化侵略影响》，中华人民共和国教育部办公厅编：《教育文献法令汇编（1949～1952）》，中华人民共和国教育部办公厅，1960 年，第 71 页。

②　《各地处理接受外国津贴高等学校会议 各地代表一致热烈拥护政务院决定 坚决肃清美国文化侵略影响 发展新民主主义教育》，《人民日报》1951 年 1 月 26 日。

③　齐鲁大学：《对美帝飞机轰炸我东北、侵扰我福建沿海及美第七舰队在我台湾海峡演习的抗议》，1951 年 4 月，J109-05-0010，山东省档案馆藏，第 17 页。

到 1951 年 12 月底,处理接受美国津贴的学校有关工作基本告一段落,11 所大学由政府接收改为公立,包括齐大在内的 9 所大学改由中国人民自己办理仍维持私立,政府予以补助。经过这次处理,"大多数师生员工的政治觉悟大大提高了一步,一般认识了从帝国主义手里收回教育主权的重要意义,体会到了人民祖国的伟大可爱,从经济上和美帝国主义割断联系,在思想上初步划清了敌我界限;在感情上初步树立起轻视蔑视和仇视美帝国主义的情感。"[1]控诉美国侵略运动是全面抗美援朝运动的重要组成部分,它既包括抗议美国的军事侵略,也包括抗议美国的文化侵略,通过广泛动员、密集批判的方式,多措并举,迅速在国内营造出敌视美国的舆论氛围,为抗美援朝战争提供了强大的民意基础和思想共识。

二、开展爱国主义教育

1951 年 4 月 15 日,齐鲁大学制定了《齐鲁大学抗美援朝爱国主义教育计划》,指出齐大的中心任务应该是:"广泛深入的开展抗美援朝爱国主义教育,主要内容是:反对美帝重新武装日本;镇压反革命活动;拥护和大理事会(全称是世界和平理事会)的宣言和决议。医学院师生迅速响应并通过各种途径广泛参与。通过以上教育,掀起师生们反美爱国的热潮。在思想上要求:认识美帝武装日本的罪恶阴谋和凶狠残暴卑劣腐朽的本质,特别是给予齐大的长期严重的思想影响和毒素,求得逐步克服肃清,认识人民祖国的伟大可爱,克服民族自卑心理,提高民族自尊心自信心;启发热爱祖国保卫祖国的思想,认清披着宗教外衣的帝国主义特务分子的破坏活动,拥护政府镇压反革命政策的贯彻执行。提高保卫世界和平、反对侵略战争的决心和信心。"[2]并制定了实施这一工作的步骤和方式,列举了七个方面的活动内容。这一计划得到医学院及医院师生的积极响应。

1951 年 11 月,齐鲁医学师生们又广泛参与了学校组织的"抗美援朝时

---

① 《关于 1951 年处理接受美国津贴的学校的总结报告》,高等教育部办公厅编:《高等教育文献法令汇编(1949~1952)》,高等教育部办公厅,1958 年,第 41 页。

② 《齐鲁大学抗美援朝爱国主义教育计划》,1951 年 7 月,J109-05-222,山东省档案馆藏。

事学习"活动。活动指出："自从美帝主义在远东挑起侵略战争以来，侵我领空、领海，威胁我们东北边境和远东亚洲的安全，我校自十一月七日起即以抗美援朝时事学习为中心，深入研讨，并在时事学习基础上展开了抗美援朝保家卫国的运动。"①学校政治教学委员会及学习委员会，于 11 月 21 日召开联席会议，拟订了抗美援朝时事学习教育提纲，并规定除每星期三上午 10 时至 12 时周会时间作时事专题报告外，定于每星期一下午 1 时至 3 时在大礼堂增添时事专题报告，星期一下午 3 时至 6 时、星期三下午 2 时至 5 时，为同学学习小组及教职员学习小组固定学习时间，供师生结合时事专题报告进行深入讨论。经过一系列宣传教育活动，部分师生头脑中的"亲美""崇美""恐美"思想被彻底肃清，仇视、鄙视、蔑视美国帝国主义思想的"三视"思想被广泛接受，整体的政治觉悟不断提高。

三、全面驱离美籍教师

美籍教师是齐鲁大学师资和"齐鲁医学"人才的重要组成部分，这跟齐鲁大学作为教会大学的性质以及建校以来的主要经济来源是密不可分的。在齐鲁大学的早期历史上，美籍教师地位优越，参与甚至主导了财务分配、人事安排等重要院务，对齐鲁大学的发展作出了重要贡献。但在不同历史时期，受到非基督教运动、收回教育权运动、抗美援朝运动等多次运动的冲击，包括美籍教师在内的西方人的话语权和影响力不断下降，人员规模也不断缩小，截至 1951 年上半年全部撤离，结束了长达几十年的在华旅居史。

抗美援朝战争的爆发是美籍教师离开中国大陆的直接原因。在此之前，美籍教师在华人数已经大幅缩减。到 1949 年底，所有教会大学的西方教员中几乎有一半已经离开了，其理由从退休到反对共产党执政等，不一而足。② 另外一半选择留下来继续任教，但是他们的行动自由受到了一定程度

---

① 《私立齐鲁大学十月、十一月份综合报告》，1950 年 12 月，J109-05-32，山东省档案馆藏，第170～173 页。

② 参见［美］杰西·格·卢茨：《中国教会大学史（1850～1950）》，曾钜生译，浙江教育出版社1987 年版，第 429 页。

的限制,比如去外地旅行必须经过批准,而许可往往是很不容易的。新中国成立后,教会大学的领导层普遍经过了改选,因此更多的外籍教员离开中国大陆。① 1950 年年底,抗美援朝战争使得中美关系彻底破裂,美籍教师陷入空前尴尬和难堪的境地。

1951 年 1 月 10 日,教育部在《关于处理接受美国津贴的教会学校及其他教育机关的指示》中,对接受美国津贴的教会学校的人事问题处理原则作出了规定,要求:"美籍董事一律解职。美籍人员一律不得担任学校行政职务。美籍教师除思想言行反动者应予辞退外,其余应予留任,其工作不适当者可调换其工作;其坚决不愿留任经挽留无效者,准其辞职。"②1951 年 1 月22 日,教育部副部长钱俊瑞在处理接受美国津贴的高等学校会议的闭幕式上,专门强调了美帝国主义和美国人民的区别,并指出美帝国主义才是我们和全世界人民的死敌,"按照中央教育部所发的指示,原来在接受美国津贴的学校中担任董事或行政职务的美籍人员必须一律解职,以后美国人决不能担任校董或学校行政职务;美籍人员中的反动分子(言行反动,确实有证据者,如华中大学的席珍珠)必须立即辞退。美籍人员中过去和现在并没有反对中国人民和人民政府的反动言行者,都可以留任,假若他们不愿留任,我们才准其辞职。这样的做法,就是说明我们绝不反对美国人民,我们只是反对美国的帝国主义坏分子;说明我们这次处理接受美国津贴的学校,收回教育主权,是反对美帝的文化侵略,而绝不是盲目排外。在这一方面,某些学校在处理这一问题时已经发生了一些偏向。有的学校一见到政务院的决定,就立即贴出布告,把所有在校的外籍教职员不分青红皂白,一律停职。有的学校把平时并无反动言行的教英文的外籍教授,和平时工作很好的外籍校医也一律解聘了。这样的做法是不合乎国家的政策的,是不对的。我们希望曾经发生此类情形的学校,立即根据中央教育部的指示,重新审查这

---

① 参见[美]杰西·格·卢茨:《中国教会大学史(1850~1950)》,曾钜生译,浙江教育出版社1987 年版,第 434 页。

② 《中央人民政府教育部关于处理接受美国津贴的教会学校及其他教育机关的指示》,高等教育部办公厅编:《高等教育文献法令汇编(1949~1952)》,高等教育部办公厅,1958 年,第 36 页。

一工作,如发现过去处理有不当的地方,应该立即和坚决地改正。我们作事必须合情合理,必须让全世界人民通过我们这次的处理工作,更加了解中国人民是最坚决地反对帝国主义侵略,最高度地热爱自己祖国的,同时也是一贯地愿意和各国人民,包括美国人民在内,亲密团结,为反对全世界人民的共同敌人美帝国主义,保卫世界的持久和平而奋斗的"①。

抗美援朝战争爆发后,之前试图把美国政策和个别美国人的行动加以区别的做法就行不通了。美国俨然成了帝国主义的代名词,"美国人、亲美分子,甚至与美国人有密切关系的都被看作是人民的敌人"②。大多数西方教员停止上课,因为即便是与西方人之间的私人往来也会使中国人受到怀疑。有的外国传教士被认为是"人民的鸦片",有的被抨击为美帝国主义侵略中国的工具,所以他们除了离开别无其他选择。从 1950 年底开始,包括齐鲁大学医学院在内的教会学校开始安排外籍教师离开,曾担任医学院院长的杜儒德等美国知名教授都在这一时期相继离开中国大陆,到了 1951 年 5 月,"八所教会大学的教职员中已没有一个美国人了"③。许多在教会大学工作的外籍教职员工往往具有多重身份,既是传教士,又是教育工作者或医务工作者,在改造中纯粹从政治立场上处理这些外籍教职员工是失之偏颇的。教会大学正是因为存在大批西方教职员,具备国际氛围,才使得学术研究和管理制度上能够中西贯通。西方教职员工的全面撤离使中国与西方世界联系的纽带被彻底掐断,此后进入长达几十年的隔绝对立期。

第三节　革命政治教育

在进行抗美援朝教育运动的同时,教育部于 1950～1951 年在全国范围内实行了革命的政治思想教育,全国教育机关和大学进行了团结、改造知识

---

① 《钱俊瑞副部长在处理接受美国今天的高等学校会议闭幕时的讲话》,中华人民共和国教育部办公厅编:《教育文献法令汇编(1949～1952)》,中华人民共和国教育部办公厅,1960 年,第 70～71 页。

② ［美]杰西·格·卢茨:《中国教会大学史(1850～1950)》,曾钜生译,浙江教育出版社 1987 年版,第 437 页。

③ ［美]杰西·格·卢茨:《中国教会大学史(1850～1950)》,曾钜生译,浙江教育出版社 1987 年版,第 438 页。

分子工作。这一工作"使全国教师、学生及其他知识分子在政治思想上提高了一步,在肃清买办的、封建的、法西斯主义思想,建立革命的人生观,发展为人民服务的思想方面获得了巨大的成绩。特别是经过抗美援朝的爱国主义教育之后,扫除了一部分人亲美、崇美、恐美的错误思想,大大提高了民族自尊心和自信心"①。通过常规的政治教育,在学校和医院等机构营造了浓重的进步氛围,提高了很多人的思想认识水平,但从根本上讲,仍未彻底扭转"齐鲁医学"师生员工总体落后的局面。

一、常规思政教育

1949 年上半年,齐大新的校务委员会成立后,立即有计划地开展职工的思想政治教育,到下半年又根据南迁教职员回济的实际情况做出调整。为了让新政府看到齐大师生思想上的积极要求进步,齐大在济南解放不久就聘请了济南市委宣传部部长做时事教员,并于 1949 年初开办了新思想培训班,每周六下午师生集体学习,学习的主要内容有毛泽东的《中国革命与中国共产党》等。② 根据 1949 年的齐大教员学习报告记录:"齐大教员的学习会是在本年二月间组织的,但于九、十月间杭州部分的教职员陆续返校之后,原有的学习小组实有改组的必要,因此在教员联谊会学习股长号召之下,将全校的教职员组织了下列的 8 个小组,其中第 8 组是医学院及附属医院的同人们合组的。"③1950 年,齐大师生的思想政治教育工作起步,师生学习情绪日益高涨。齐大聘请了张镛、贾霁两位老师分别承担大学和中学两部政治课程的授课任务,教职员方面分为 3 组,大学生分为 9 组,中学生分为 14 组,经常组织学习政治时事。学生会还组织了剧团、壁报、歌咏队、球队以

---

① 《关于 1950 年全国教育工作总结和 1951 年教育工作的方针和任务的报告》,中华人民共和国教育部办公厅编:《教育文献法令汇编(1949~1952)》,中华人民共和国教育部办公厅,1960 年,第 16 页。

② 参见"Cheeloo University News Bulletin," March 5, 1949, RG011-266-4268, Box 266, Archives of the United Board for Christian Higher Education in Asia(UBCHEA), Yale University Library.

③ 《齐大庆祝各种节日及参加各种政治活动总结之有关案卷:教员学习》,J109-05-43,山东省档案馆藏,第 6~9 页。

及勤劳生产等各项课外团体及活动，以满足师生们的精神需要，但一般师生尚感不足。① 部分进步学生积极参加了"土改"运动和军干校培训，并组建了进步学生社团"齐进社"，在学生中间产生了很好的模范示范效应。

1950 年 9 月以后，抗美援朝运动大大推动了齐大思想政治教育的进行，部分学生自发组织起来，进行政治学习，但基础不够稳固。寒假期间，扶轮中学组织师生进行集体学习，效果明显，成绩斐然，为此齐大专门请示，能否在来年暑假继续采取集体学习的方式，请教育部门专门委派干部来学校带领师生进行思想政治主题教育，获得政府的同意与支持。1950 年 12 月，齐大为了提高教职员工的政治文化水平，加强政治学习，成立教职员工学习委员会，设研究、组织、秘书等三组。学校共划分了 25 个学习小组，规定了学习内容，根据高等教育的规定方针和任务，努力从事旧教育的改造工作，加强政治学习，将现行的政策法令及当前国内外形势作为学习重点。② 通过这些方式，对齐大师生进行了思想政治教育，把他们团结在新执政党和新人民政权的周围，使他们的思想认识水平和意识形态能够逐渐适应新社会的要求。

进入 1951 年以后，齐大的思想政治教育工作迈上新台阶。政务院公布《关于处理接受外国津贴的文化救济机关及宗教团体的方针的决定》之后，文教所曾专门派干部来齐大组织了为时一个月的"肃清美帝国文化的侵略影响"的学习班。经过这次教育，"崇美""亲美"思想大受打击，部分学生开始动摇，再加上形势逐渐向好，全国爱国主义运动的普遍开展，以及其他先进学校的影响等有利条件，"本校的思想政治教育，也就有了一定的基础，虽然这个基础很薄弱，还未巩固。学校已经有了 69 个团员和少数积极分子，学生会基本上为进步分子所掌握（当然他们还受着落后分子的袭击、孤立甚至打击）"③。学生社团"齐进社"吸引的学生更多，发挥的作用更大，产生的影响更广，成为团结进步师生、整合进步力量的重要平台。

---

① 参见杨德斋：《关于齐鲁大学的简略》，1949 年 4 月 12 日，0002-002-0043-003，济南市档案馆藏。
② 参见《私立齐鲁大学十月、十一月份综合报告》，1950 年 12 月，J109-05-32，山东省档案馆藏，第 170～173 页。
③ 《齐鲁大学 1950 年度第二学期政治思想教育总结》，1951 年 7 月，J109-05-222，山东省档案馆藏。

1951 年 4 月，齐大政治教学组成立，政治课正式成为业务课之一，并在全校范围内建立起政治学习制度，思想政治教育工作实现了常规化和制度化。校委会召开了"关于齐大加强思想政治教育专题会议"，并形成了系列重要决议，包括面向一年级新生增开两门政治课，即"新民主主义论"和"社会发展史"，系统讲授革命理论知识，集中解决学生的主要思想问题，提高学生的革命理论修养。与此同时，齐大医学院还组织师生进行时事学习，配合社会政治活动进行时事政策教育。政治教学组召开了多次政治讲座，就"反对美帝武装日本""镇压反革命""爱国主义"等议题进行专题教育；组织了和平签名、关于日本问题的投票、订立爱国公约、"五一"大示威、庆祝"七一"、捐献武器等爱国活动；鼓励师生报名参加军干校活动，自觉接受劳动改造。①上述活动的开展，得到了"齐鲁医学"师生的积极响应，全校上下形成了学习革命理论、提高政治觉悟、加强思想认识的热潮，培养了一批政治立场坚定、思想认识水平较高的后备人才队伍，对于后期工作的深入开展积蓄了力量。

1951 年暑假，教育部要求各行政区分别组织召开暑期高等学校政治课讨论会，继续以"肃清封建、买办、法西斯主义思想，加强爱国思想"②为首要任务，用民主批评的方法改造民族资产阶级和小资产阶级的思想，培养学生全心全意为人民服务的革命的人生观。在山东省教育厅的领导下，济南的三所大学——齐鲁大学、华东大学和白求恩医学院——分别派出部分学生参加政治学习，这被称为"暑期学园"，当时在齐鲁大学医学院就读的张茂宏就是其中之一。他在个人传记《从医留痕》中回忆道："学习地点就设在齐鲁大学内，当时我们同吃、同住、同学习，主要学习马列主义和毛泽东思想，重点是结合学习交流思想，深入了解党对青年知识分子的政策。"③这种多所学校联合组织的集中政治学习，一方面增加了在校大学生对马列主义、毛泽东思想的认识和认同，另一方面也增进了驻济高校之间的了解和团结，对于一

---

① 参见《齐鲁大学 1950 年度第二学期政治思想教育总结》，1951 年 7 月，J109-05-222，山东省档案馆藏。

② 《对各大行政区分别召开暑期高等学校政治课讨论会的指示》，1951 年 7 月 24 日，高等教育部办公厅编：《高等教育文献法令汇编(1949～1952)》，高等教育部办公厅，1958 年，第 81 页。

③ 张茂宏：《从医留痕》，山东大学出版社 2017 年，第 42 页。

年之后齐鲁大学医学院和白求恩医学院的顺利合并奠定了良好的基础。

按照教育部的统一要求,齐大医学院自 1952 年起在一年级开设"新民主主义论"的基础上,二年级增开"政治经济学"课程;1953 年起开设"马列主义基础",学习时数与"政治经济学"相同;为端正学生的学习态度,在讲授"新民主主义论"的前两周或三周增加了关于"新民主主义论教学目的"的专题学习。[①] 这些课程的开设,从制度上加强了学生的政治理论教育的系统化,提高了学生对马克思列宁主义、毛泽东思想重要性的认识。

齐大思想政治教育工作取得一定成效的同时,也存在一些不足之处。山东省教育厅在调查之后认为,齐大在教职员的政治学习和学生的政治思想教育方面都存在一定问题,尚有进步空间。在教职员工的政治学习方面,形式主义较为严重,削弱了贯彻落实的力度。比如,没有建立严格的学习制度,缺乏组织、缺乏领导、缺乏督促、缺乏检查,领导层不能以身作则,普通教职员工虽有学委会和学习小组,但不能坚持定期学习,心中所想只是个人薪水和福利,政治觉悟不高。在学生的政治思想教育方面,两名政治课教授自身缺乏革命工作的实际经验,单纯进行填鸭式灌输,教学内容枯燥乏味,教学方式单一无趣,不仅不能解决学生的思想问题,而且容易使学生产生反感和抵触情绪。[②] 上述问题的出现,一方面,是因为思想政治教育工作刚刚起步,经验不足,方法有限,是探索积累阶段必然经历的环节;另一方面,也说明持续深入开展思想政治工作的必要性和紧迫性。

二、爱国爱党教育

新中国成立后,齐大即着手开展了一系列庆祝活动,一方面表明学校的政治立场,另一方面也努力改变师生们对新政府的不信任态度。1949 年 10 月 2 日,"齐鲁医学"师生参加了济南市庆祝中央人民政府成立及国际和平斗争日大会。"为把十月二日全市庆祝大会开好,校方十月一日的下午就召集了

---

① 参见《关于全国高等学校马克思、列宁主义、毛泽东思想课程的指示》,高等教育部办公厅编:《高等教育文献法令汇编(1949～1952)》,高等教育部办公厅,1958 年,第 84 页。

② 参见《关于齐鲁大学情况一般介绍》,1951 年 12 月,A029-01-339-1,山东省档案馆藏。

全体学生,开了一个会,报告这次参加庆祝大会的意义。在这个会上,校长、教务长以及各院院长都讲了话,散会之后,就进行编队,预备第二日起早出发。十月二日早九时,我们就检查参加庆祝的队伍(共计三百五十人连同附中的师生)九点四十五分到教育学院集合。十二点的光景我们就随着全市学生的大行列向张庄飞机场出发。"①这次活动具有很好的教育意义,"同学们的反应大体说来是很好的,以前有的人误将人民政协和中央人民政府看做与国民党反动派的政协和国民政府是没有什么分别的,但经过学习并参加了庆祝大会以后,在思想上确有转变。他们认识了人民政协是以工农联盟为主体,在共产党领导下包括全国各党派、团体、民主人士以及少数民族代表。他代表全国人民的意志认真商讨,建立一个中央人民政府,正是人民所要求的自己的政府"②。1949 年 11 月的政治学习中,组织师生重点学习了《人民政协第一次会议毛主席开幕词》《人民政协共同纲领》《论人民民主专政》等内容,使大家"明确的认识了人民政协的召开是中国人民从来未有的民主大团结","明确认识了人民民主专政的真义","明确认识了四面八方的政策和五种经济成分的经济政策正是反映了新民主主义的政治,这恰是中国现阶段需要的经济方针"③,由此进一步使师生加深了对新民主主义政府的理解和支持。

1950 年 10 月,在新中国成立一周年之际,"齐鲁医学"师生再次参加了政府组织的庆祝活动,以表达对新政权的祝福,抒发自己的爱国情怀。"全校师生以欢欣鼓舞的心情,欢庆这伟大的庄严的节日,并展开了各项活动,如街头宣传,全校分了 9 个中队,另外有腰鼓队、卫生队,并为保证同学自觉自愿有组织有纪律参加国庆节,特公布四项公约。本校师生随着济南市各阶层队伍汇合在人民广场上,这个划时代的节日,将永远刻在人民心里,而

---

① 《49 年十月份工作总结》,J109-05-43,山东省档案馆藏,第 44~51 页。
② 《49 年十月份工作总结》,J109-05-43,山东省档案馆藏,第 44~51 页。
③ 《齐大庆祝各种节日及参加各种政治活动总结之有关案卷:教员学习》,J109-05-43,山东省档案馆藏,第 6~9 页。

成为我们走向光明、走向胜利的信号与标识。"①1951 年 4 月份，齐大师生共同订立了爱国公约，表示坚决"拥护毛主席、拥护中国共产党、拥护中央人民政府、拥护共同纲领、拥护中国人民解放军"，"在爱国主义旗帜下，尊敬师长，团结全校职工，同心协力，建设人民新齐大"。② 至此，齐大教职员工逐渐将具有悠久历史的爱国主义情操与新时代提出的热爱毛主席、热爱共产党、热爱解放军等情感融合在一起，在思想上实现了转型与升华。

1951 年 11 月 3 日，教育部公布《各级学校升降国旗办法》，要求各级学校逢国庆节、劳动节、青年节（限于中等以上学校）、儿童节（限于小学）、新年元旦及其校庆日，都要举行升降国旗仪式，并要求全校师生参加。③ 齐大每逢重要节假日都组织全体师生举行专门仪式，一起升国旗，唱国歌，进行爱国主义和集体主义教育。

三、亲苏学苏教育

二战后，国际社会出现以美国为首的资本主义阵营和以苏联为首的社会主义阵营分立对抗的局势。作为社会主义阵营的重要成员，新中国采取了全面向苏联学习的基本立场，不仅在外交上实行"一边倒"的亲苏政策，而且在文化教育、经济建设等各个方面都掀起了"学苏靠苏"的热潮。教育部指出："苏联的教材、教法以及教育理论、教育制度，不只在社会性方面和我们最接近，并且在科学性方面也是最进步的。因为苏联已用马列主义的观点方法和三十年社会主义建设的经验来评判、吸收并发展了国际科学的最高成果……我们的社会主义性质的国营经济，计划化的生产建设，和苏联基本相同，我们的生产的设备、技术、管理等等方面，都要迎头学习苏联，因此在教育建设的各个方面也必须很好地学习苏联，那么培养出来的人才，才能

---

① 《私立齐鲁大学十月、十一月份综合报告》，1950 年 12 月，J109-05-32，山东省档案馆藏，第 170~173 页。

② 《齐鲁大学四五两月份综合报告》，1951 年 6 月，J109-05-32，山东省档案馆藏，第 163~165 页。

③ 参见《各级学校升降国旗办法》，高等教育部办公厅编：《高等教育文献法令汇编（1949~1952）》，高等教育部办公厅，1958 年，第 127 页。

和我们的生产建设相适应。"①每年十一月的中苏友好月都会举办一系列庆祝活动。

　　齐大在加强爱国主义教育的同时,也在亲苏教育方面做出了许多努力,在这一过程中,医学院及医院职工也全面参与其中。1949年11月,齐大组织召开了"纪念十月革命节庆祝大会",学习了刘少奇同志在中苏友协全国总成立会上的讲话和中苏友协的会章。11月6日下午,齐大组织三分之一以上的教职员参加听取了华大教授车载同志关于"十月革命"的专题报告。11月9日下午,在学校大礼堂举行了"苏联十月革命节"纪念仪式,"会的内容格外显着充实,会的精神格外显着生动"②。到会人数有500余人,包括大学生、附中学生、附小学生、教职员、工友、华大和二中等学校的代表等。宣布会议开始之后,大会主席许衍梁、杨校长、本校团支部代表李在信、附中学生会代表蒋镛同、大学生代表魏娴、本校职工会筹委会代表陆润洲、本校教职会主席崔永福以及其他的同学教师们先后发言。讲话内容均围绕"十月革命"展开,包括"十月革命"的伟大意义,"十月革命"与中国革命的关系,苏联对于中国革命的协助,中国要感激苏联、学习苏联,中国要加强世界的人民力量,打倒帝国主义,等等。

　　在时政学习方面,齐大也有针对性地加入了学习苏联的内容,例如《中苏友协成立大会上刘少奇同志的报告》《刘少奇论国际主义与民族主义》等,组织教师讨论了"为什么要首先团结苏联和其他新民主国家"的议题,使师生认识到:"苏联与中国是有着深厚友谊的,从十月革命成功到中华人民共和国成立,我们仍然需要苏联和其他新民主国家的帮助,同时,中国革命胜利的巩固,也是离不开苏联的。"③1951年11月7日,齐大为纪念苏联"十月革命"三十三周年,专门组织了庆祝活动,"我校同仁同学一千余人于是日上

---

　　① 《进一步学习苏联的先进教育经验——迎接中苏友好月》,上海市高等教育局研究室等编:《中华人民共和国建国以来高等教育重要文献选编》上册,华东师范大学出版社1979年版,第21页。
　　② 《齐大庆祝各种节日及参加各种政治活动总结之有关案卷:齐鲁大学纪念十月革命节庆祝大会总结》,J109-05-43,山东省档案馆藏,第22～24页。
　　③ 《齐大庆祝各种节日及参加各种政治活动总结之有关案卷:教员学习》,J109-05-43,山东省档案馆藏,第6～9页。

午九时齐集大礼堂,以兴奋愉快的心情,来庆祝这个划时代的节日,并由经济系教授兼秘书主任杨沛如报告十月革命节的意义"①。通过这些教育活动,齐大师生对苏联的亲切感和崇敬感不断增强。

日常政治教育和爱国亲苏教育的成绩是显著的,齐大师生的思想政治状况有了明显改善。首先,广大师生对政治学习的兴趣和积极性有了明显提高。各院系单位都提高了对政治课和政治讲座的重视程度,有的经常邀请政治老师前去授课或作讲座,政治教学组和政治老师的威信逐渐建立起来。其次,全校范围内学习新民主主义革命史和马列主义、毛泽东思想蔚然成风,政治上积极要求进步的正气压倒了拒绝进步的邪气,被政治理论武装起来的进步力量战胜了宗教色彩浓厚的落后力量。再次,广大师生认识到了伟大祖国的美丽可爱和人民民主制度的优越性,认清了帝国主义特别是美帝国主义的反动本质,对于"抗美援朝""反对美帝武装日本""镇压反革命"等问题都形成了正确而深刻的认识,逐渐改变了以往的"崇美""亲美""恐美"心理,提高了民族自尊心和自信心。在控诉会上不少人检讨自己的"崇美"思想,如恨自己的鼻子不够高,认为生在中国是"上帝的惩罚";接受过美国津贴的学生深刻认识到,"这是收买我的灵魂"。人民助学金制度确立并发放时,不少同学感激地流下眼泪,觉醒到"自己是中国人",并深刻批判以往接受美国津贴的奴婢思想。② 最后,广大师生的思想觉悟和理论水平大大提升,帝国主义、封建主义和官僚资本主义的影响大大削弱,爱国主义思想觉悟大大提高,对新生政权和新执政党的看法也有了很大转变。特别值得一提的是,齐大党支部宣布正式公开,受到绝大多数师生的热烈欢迎和拥护;团群关系也出现可喜变化,共青团组织的每次学习活动,自愿听讲的群众数量都超过团员数量。

虽然思想政治教育取得一定成绩,但是总体情况仍不容乐观,部分问题

---

① 《私立齐鲁大学十月、十一月份综合报告》,1950 年 12 月,J109-05-32,山东省档案馆藏,第170～173 页。

② 参见《齐鲁大学 1950 年度第二学期政治思想教育总结》,1951 年 7 月,J109-05-222,山东省档案馆藏。

依然较为突出。1951年年底,山东省教育厅对齐大进行了一次思想摸底,认为齐大教职员工的思想情况分为三个层次:第一层次是持进步立场的教职员工,他们大多数都是民主党派成员或无党派人士,如许衍梁、魏明经、施潮、田风汉、李金声、米嘉祥、张汇泉、田仲济、王其昌、杨沛如等十几人,占全体教职员三分之一以上。总体上来看,这些人拥护支持新政府颁布的法令,积极参加学校组织的政治活动,但是他们不能形成领导核心,不是自身业务能力不强,就是个人自由主义倾向明显,在全体教职员中威信不是特别高。第二层次是占绝对多数的中间派,这些人都是老教书匠,一方面在专业素质和技术特长方面具有一定积累,将主要精力放在教书、领薪水和吃饭方面,但对于加入政治组织或参与政治活动不够积极,甚至不闻不问,对于齐大是否"国立"持无所谓立场。第三层次就是持反对立场的少数派,如孔令申、刘国华、崔介卿、于占之等人,约占全体教职员的六分之一。这些人不是宗教迷就是深受美帝文化侵略影响,对于所有政治活动均不热心,只要不是行政命令一般都不参加;同时对美帝国主义还存有一定的好感和幻想,对于学校"国立"存在着一定程度的对立情绪。① 可见,经过一系列的思想政治教育,齐大师生的思想政治教育工作成绩与问题并存。

第四节　思想改造运动

对从旧中国过来的知识分子采取"团结、教育、改造"的方针是中国共产党领导下的新中国在成立之初就确定的指导方针,也是广大知识分子的自觉要求。教育界是知识分子最集中的领域,所以这一政策率先在教育界贯彻,并推向全国。在对知识分子实行团结政策的基础上,从1950年下半年,特别是第一次全国高等教育会议之后,逐渐开始了对知识分子的思想教育和改造。这与在全国范围内开展的抗美援朝、土地改革、镇压反革命、"三反"运动及国民经济在恢复中改造与发展的客观形势密切相关。组织知识分子进行政治学习,目的是提高他们的政治觉悟,反对封建的、买办的、法西

---

① 参见《关于齐鲁大学情况一般介绍》,1951年12月,A029-01-339-1,山东省档案馆藏。

斯主义的思想，树立为人民服务的思想。知识分子参加政治学习的组织形式主要有三种，一是参加革命大学或短期培训班，二是参加教育行政机关举办的假期研究会、报告会、讲习班等，三是参加本单位的学习小组。① 通过政治学习和思想改造，推动知识分子从政治上思想上学术上完全融入新社会、新体制。

抗美援朝运动开始后，为了帮助西化思想深厚的知识分子清除旧世界观的影响、树立为人民服务思想，党和政府在组织他们参加抗美援朝等运动的同时，动员他们学习马列主义、毛泽东思想，以民主方法进行自我教育、自我改造。1951 年 5 月，毛泽东在《镇压反革命必须实行党的群众路线》中强调要"采用整风方式，对留用人员和新吸收的知识分子普遍地初步地清查一次"②。通过清查清楚"五四"之后在文教界知识分子中占主流地位的西方文化特别是美国文化的影响，清除思想文化领域的殖民思想、奴化思想。在此过程中，接受美国援助的教会大学自然成为批判"文化侵略"的重点对象。③ 以此为导引，1951 年秋至 1952 年秋，中央正式发动了一场针对知识分子的"思想改造运动"，该运动的主要方式是听报告、学文件，联系本人思想和学校状况，开展批评与自我批评。④ 1951 年 9 月 29 日，周恩来总理应北京大学校长马寅初之邀，在北京、天津高校教师学习会上发表了《关于知识分子的改造问题》讲话，集中阐述了思想改造的必要性和长期性，并号召广大知识分子认真学习，开展批评与自我批评。⑤ 在这场教师学习运动中，教会大学校长、教授纷纷表态，自己要站在无产阶级的立场来批判各种非无产阶级的反动思想和错误思想。⑥ 10 月 23 日，毛泽东在全国政协一届三次会议上指

---

① 参见于风政：《建国后政治运动的源头——政治学习运动述评》，《北京党史》1999 年第 4 期。

② 毛泽东：《镇压反革命必须实行党的群众路线》，《毛泽东选集》第 5 卷，人民出版社 1977 年版，第 39～41 页。

③ 参见徐东：《毛泽东与建国初期我国高等学校院系调整》，《毛泽东思想研究》2006 年第 4 期。

④ 参见《关于京、津高等学校教师思想改造学习运动进行情况和初步经验的通报》，1951 年 12 月 15 日，高等教育部办公厅编：《高等教育文献法令汇编（1949～1952）》，高等教育部办公厅，1958 年，第 94 页。

⑤ 参见周恩来：《关于知识分子的改造问题》，中共中央统一战线工作部、中共中央文献研究室：《周恩来统一战线文选》，人民出版社 1984 年版，第 208～221 页。

⑥ 参见葛素华：《建国初期知识分子思想改造运动探析》，《沧桑》2010 年第 1 期。

出:"思想改造,首先是各种知识分子的思想改造,是我国各方面彻底实现民主改革和逐步实行工业化的重要条件之一。"①两位国家领导人的先后讲话,大大推动了思想改造运动在全国各地中小学教职员工和专科以上学生中的开展。据统计,全国高等学校教职员的 91%,大学生的 80%,中等学校教职员的 75%都参加了这场政治学习和思想改造运动。② 1952 年 1 月,全国政协发布《关于开展各界人士思想改造的学习运动的决定》,思想改造运动从教育界逐步扩展到文艺界、科技界、民主党派、各级政府机关、各人民团体、工商界和宗教界,形成了涉及全国范围内所有知识分子的思想改造运动,也就是所谓的"知识分子洗澡"和"人人过关"运动。1952 年初,各地高校开始根据中共中央的指示,开展"三反""五反"运动,进行思想批评和阶级清理,开展忠诚老实交清历史运动,清查隐藏的反革命分子。1952 年秋,思想改造运动基本结束。

一、原有问题及改造过程

到 1951 年年底,包括医学在内的齐大师生在思想政治方面仍存在以下几个方面的倾向:一是"崇美"思想尚未完全肃清,有的认为"美国是侵略,但'文明'总是'文明',美国科学总比中国进步"。这一方面是帝国主义侵略的长期影响,另一方面是因为教授本身的思想就是"崇美"的,常给学生以影响,如有的教授经常在课堂夸耀美国的实验仪器,并说"中国是地大物不博",某某东西"只有美国才有"。二是反苏情绪浓厚,对苏联与和平民主阵营的认识不够,直至 1951 年上学期还有不少学生提"旅大问题""技术帮助问题""苏联为什么不抗美援朝"等③,可见对苏联有关问题的认识是非常薄弱的。三是家庭成分是地主或家属中有反革命分子的师生,在"土改"及镇压

① 毛泽东:《在全国政协一届三次会议上的讲话》,中共中央文献研究室编:《毛泽东文集》第 6 卷,第 184 页。

② 参见夏杏珍:《1949 年至 1957 年春:党的知识分子理论和政策的基本形成》,《党的文献》2007 年第 2 期。

③ 参见《齐大停止接受外国津贴后的工作总结》,1951 年 11 月 29 日,J109-05-62,山东省档案馆藏。

反革命中自己利益被触犯的，经常出现思想不通、异常苦闷的情况。比如，有的学生父亲被镇压，嘴里不说，背地里哭叫；有的地主子弟，"土改"后经济困难，感到前途未卜，不知家庭何时能实现好转。① 四是自私自利的个人主义仍相当普遍，这往往是许多错误思想和行为产生的根源。比如，有的毕业生在分配时出于个人原因不服从安排，报名参加军干校培训的学生比例仅有30％，口头上虽然爱国，但是经不起考验，等等。从问题存在的影响面和严重性上来说，齐大师生存在的最大问题是"亲美""崇美"思想，因此齐大领导层将思想政治教育的工作重心放在集中火力肃清"亲美""崇美""恐美"思想方面，树立"仇美""鄙美""蔑美"意识和民族自尊心、自信心。② 对同时存在的其他问题和解决不彻底的各种思想予以有计划、有步骤的逐步解决。加强政治思想教育工作的领导性和计划性，密切各有关部门的工作联系，建立分工合作机制，改变过去单打独斗、各自奋战的现象，使政治思想教育在统一领导下多部门合力开展。

齐大的思想改造运动是从1951年年底开始的。根据华东行政区总的要求和齐大具体情况，齐大在思想改造运动中一方面帮助教师进行思想改造，同时要求肃清"亲美""崇美"等反动思想，尽可能严格批判资产阶级思想，以达到清理组织、服从院系调整的目的。③ 据齐鲁医院张茂宏教授回忆："当时正是我们抗美援朝的关键时候，所以这个时候主要的——对我们年轻人来讲，包括老师来讲——进行思想改造，重点是肃清美帝文化的理论，要认清楚了美帝国主义的文化侵略性质，他们从宗教方面如何影响我们。同学们非常愿意接受这样的思想改造。"高校开展思想改造运动的最终目的是确立马克思主义在思想文化教育工作中的理论指导地位，提高知识分子阶层学习马列主义和毛泽东思想的自觉性。

从1951年11月下旬到1952年暑假，山东省高等学校教师在山东省人

① 参见《齐大停止接受外国津贴后的工作总结》，1951年11月29日，J109-05-62，山东省档案馆藏。

② 参见《齐大停止接受外国津贴后的工作总结》，1951年11月29日，J109-05-62，山东省档案馆藏。

③ 参见《齐鲁大学思想改造运动学生工作总结》，1952年底，A004-02-062-5，山东省档案馆藏。

民政府文教厅的领导下,进行了系统的思想改造学习运动。为统一领导这一运动,专门成立了山东省高等学校教师学习委员会(简称"总学委员会"),由山东省人民政府文教厅厅长王哲任主任委员,文教厅副厅长王统照、刘健飞任副主任委员。参加这次学习的有来自齐鲁大学、山东医学院、山东工学院、山东师范学院等六所专科以上学校教师和科长以上的工作人员共 960人。教师们通过听报告、学习文件、小组讨论等方式,对于思想改造和政治学习有了更加清晰的认识,并联系本校工作及个人思想展开了批评和自我批评。齐鲁大学医学院皮肤科主任医师尤家骏教授说:"我虽然是快六十岁的人了,但也一定要好好学习,因为只有改造了旧的思想作风,才能更好地为人民服务。"①《人民日报》对来自齐鲁大学的教授、医生的表现进行了高度评价:"过去齐鲁大学从没有有计划地领导过教师学习,这次思想改造学习运动却开展得相当好。各院、校都做到了首长负责、亲自领导,以教师思想改造学习为学校当前的中心工作之一。大部分教师开始运用批评和自我评判的武器,也开始敢于向领导同志开展批评了。"②

1952 年 5 月 25 日至 8 月 10 日,齐大在校内和附属医院内集中开展了思想改造运动,主要分三个阶段进行:第一阶段以在校学生为主要目标对象,配合共青团的活动,动员学生进行初步的思想检查,树立标准,发动群众,随之进入清算控诉美帝文化侵略罪行阶段。该阶段的主要目标和任务是使同学们认清美帝国主义的凶恶面目和侵略本质,肃清"崇美""亲美""反苏""反共""反人民"等不正确思想,明确了下阶段的工作重点是对齐大教职员工进行思想改造。第二阶段,集中全力帮助教师进行思想检查,充分发挥学生代表团的桥梁作用,通过背靠背提意见的方式,组织教师进行批评与自我批评。该阶段因掌握了政策和方针,又借鉴了学生群体的成功经验,因而团结了绝大多数教职员工,胜利完成了任务,反过来对学生群体的思想改造运动也有启发和推动。第三阶段是忠诚老实运动,通过交清个人历史,清查

---

① 《山东高等学校教师展开思想改造学习》,《人民日报》1952 年 1 月 3 日。
② 张达干:《山东高等学校教师思想改造的学习已转入反贪污反浪费反官僚主义运动》,《人民日报》1952 年 2 月 8 日。

反革命分子。为保证运动的顺利开展,齐大首先在组织上、思想上、政策上进行了周密准备,通过反复动员、典型示范的实例教育,转入个人交代问题,齐大领导层特别注意并加强了重点人物与重点班系的工作。[①]

在思想改造运动中,那些毕业于教会大学或者曾经有过留学经历的教授们在大大小小的控诉会上检讨,以自身的经历控诉美帝对他们的"毒害",而拥有留美经历教授最多的医学院也成为激进的学生们重点"关照"的对象。医学院院长张汇泉教授十二岁进教会学校读书,一直到大学毕业,中间曾得到过教会资助,后又赴美深造,他在反省中说自己"不知不觉成为美帝的俘虏","接受了完整的奴化教育","内心有着深不可及的亲美、崇美思想",即使这样,也被学生批判"思想检查不够深入,还需作进一步补充检查"。[②] 连从来都表态靠近中国共产党的校长杨德斋,也因为曾在课堂上"赞美美国药品、不相信组织疗法"[③]而被批判。同时,还有许多医学生被派到医院帮助医护员工进行整改。"齐鲁医学"的师生们通过学习文件,联系参加"三大运动"的实践,普遍表示抛弃个人主义、自由主义和欧美资产阶级文化思想。很多人结合自己的思想变化和高校存在的问题谈了思想改造的重要性。有的用马列主义观点对照自己的唯心主义思想,有的希望将来能加入中国共产党。经过审核、批准、填表和总结等一系列步骤环节,齐大的思想改造运动胜利结束,基本告一段落。

二、改造效果和影响

经过一段时间的集中学习和思想教育,"齐鲁医学"师生的思想改造运动宣告结束。在这一特殊历史初期,这场党和政府通过和平改造的方式对教育界和医学界的知识分子进行的思想改造运动,产生了广泛而深远的影响。其中既有积极的正面的影响,也有消极的负面的影响。全面分析和客观评价这些影响,对于党和国家在吸取历史教训的基础上,科学制定针对知

---

① 参见《齐鲁大学思想改造运动学生工作总结》,1952 年底,A004-02-062-5,山东省档案馆藏。
② 齐鲁大学学委会编:《学习快报》第 8 期,1952 年 7 月 4 日。
③ 《杨德斋个人交待材料》,J109-05-050,山东省档案馆藏。

识分子的政策具有重要意义。

这次思想改造运动贯彻执行了中共中央提出的对知识分子进行"团结、教育、改造"的指导方针,提高了齐大师生的爱国主义思想觉悟,帮助他们树立了正确的政治观、价值观和为人民服务的意识。齐大在自查总结中评价道,"运动的进行自始至终是健康的、稳安的,群众情绪一直是高昂的、上升的,基本上达到了预期目的"①,实现了巩固政权、发展革命胜利成果的目标。思想改造运动之所以能顺利开展,"是党的正确领导的结果,有了明确的正确的方针与政策,提出了恰当的要求和重点,吸取了先进地区的成熟经验,以及党组的具体及时的指示和群众热情支持的结果"②。正是在思想改造运动的基础上,齐鲁医学院和齐鲁医院顺利地进行了全国高等院系调整③,为人民政府接办,并为以后端正办学、办院方针和明确服务方向起到了重要作用。

这次思想改造运动统一了师生思想,加强了内部团结,为接下来的高等教育改革和院系调整打下了思想基础。在上级党组织的正确领导、齐大管理方的有力组织、齐大师生的密切配合等多重因素的共同作用下,齐大思想改造运动取得了诸多成果:其一,揭露批判了"亲美""崇美"思想,认清了这一思想的反动性与危害性,基本上划清了敌我界限,树立了对美帝国主义的仇恨心。其二,批判了资产阶级思想,为今后树立工人阶级思想打下了良好基础。思想改造以来,没有人再公开以优渥出身、资产阶级家庭、享乐主义等作为资本炫耀了,所有人都深刻认识到自私自利、个人主义的危害。其三,认识到群众力量的伟大和批评与自我批评的重要性。齐鲁医院第四十组的医生总结出的最深体会是:"过去六个人彼此存在成见,有隔膜,好人主义,有意见不提,一提意见就认为是打击。通过批评与自我批评,今天在政治上建立威信,大家亲密地团结在一起了。"医生吴大乾说:"十余年来,没人

---

① 《齐鲁大学思想改造运动学生工作总结》,1952 年底,A004-02-062-5,山东省档案馆藏。
② 《齐鲁大学思想改造运动学生工作总结》,1952 年底,A004-02-062-5,山东省档案馆藏。
③ 参见《山东大学齐鲁医院志》编纂委员会编:《山东大学齐鲁医院志(1890~2000)》,山东新华印刷厂印刷,2000 年,第 93 页。

说我了，今天受到大家批评比啥帮助都大。"①其四，进一步弄清了师生的政治面貌，大多数交代了问题，放下了包袱，在今后的学习及工作上更加积极，更好地为人民而学习、为人民而工作。如齐鲁医院的医生王振宁交代了假证件问题，古宜揆交代了曾参加"三青团"，接受特务训练。交代之后忐忑不安，不可终日。后经宣布不予任何处分后，两人感动得半夜睡不着，以后对党组织和团组织更加信赖，积极靠拢，踊跃参加党团活动。其五，思想改造运动大大地提高了党团组织的政治威信，扩大了执政党的政治影响。药工冯宝令说："从前听人家说'共产党像亲娘'，自己感到肉麻，不顺耳，今天自己深深觉得共产党比亲娘还亲。"②思想改造运动之后，全校师生初步统一了思想，共同以积极的心态迎接院系调整的到来。

这次思想改造运动在取得上述成绩的同时，也产生了一些负面影响。随着国内外形势不断出现一些新变化，党的主要领导人在知识分子政策问题上由"团结"向"改造"的转变，使得这场运动逐渐偏离了正确的轨道，严重影响了知识分子建设社会主义积极性的发挥。

首先，思想改造运动盲目照搬苏联模式，忽略了中国独特的历史文化条件，导致水土不服。苏联经过了几十年的发展，形成了一套行之有效的教育模式，在对知识分子思想改造方面也积累了一定经验。新中国向苏联"老大哥"借鉴学习先讲经验本属正常，但是在实践中，"借鉴学习"演变成了"全盘照搬"苏联模式，并以此作为优劣对错的绝对标准，只要是跟苏联学习的就是优的、对的，而没有充分考虑到中国的政治经济文化历史现状，没有做到有批判地继承和有选择地学习，使得思想改造运动没能科学地、有持续性地长期开展。

其次，随着思想改造运动的重点从"团结"过渡到"改造"，运动开展的方式逐渐从和风细雨演变为狂风骤雨，伤害了知识分子的感情。在新中国成立初期，新生政权需要团结从旧社会过来的知识分子，因为知识分子所掌握

---

① 《齐鲁大学思想改造运动学生工作总结》，1952 年底，A004-02-062-5，山东省档案馆藏。
② 《齐鲁大学思想改造运动学生工作总结》，1952 年底，A004-02-062-5，山东省档案馆藏。

的专业知识和技能才能正是新中国建设所亟需的,所以初期的政策方针是"好好地团结他们",在此基础上进行教育和改造,因此工作方式是柔和的、和风细雨的。随着运动的深入,特别是抗美援朝战争爆发之后,中美关系急剧紧张,国内"反美""仇美"情绪高涨。而很多知识分子,特别是像齐鲁大学这种由教会发起创办和出资管理的学校,必然与美国关系密切,师生存在"亲美""崇美"思想不足为奇,需要在尊重客观规律的基础上耐心地逐渐加以改造。知识分子世界观的改造需要一个长期的过程,不可能在短短一年或几个月时间里通过疾风暴雨式的群众运动来改变过去几十年形成的思想意识。但在齐大的思想改造运动中,由于要求过高过急,工作方法简单,出现了歧视和排斥知识分子的"左"倾行为,导致一小部分齐大师生的感情受到伤害,这样不利于他们建设社会主义积极性的发挥。①

最后,思想改造运动以阶级斗争和群众运动的方式来对待思想认识和学术分歧,不利于高校科学精神和创新精神的培养,造成了深远的不良影响。以齐大为代表的全国知识分子运用批评和自我批评的方法,通过理论学习、参加社会实践并结合个人经历清理思想,进行学术讨论和批评,的确使他们的精神面貌发生了很大变化。通过思想改造,他们学会了马列主义和毛泽东思想,接受了为人民服务的思想,这为他们克服旧思想、接收新思想起到一定作用。但在实践中,思想改造的方法生硬粗暴,用频繁发动的政治运动来压制不同的看法,用"封建的""资产主义的"话语来批判不同的言论,用所谓"资产阶级唯心主义"和"反动思想"来评价和否定学术问题,使得知识分子尊严丧失,人格崩溃,不敢独立思考和发言,造成了长期不利影响。② 特别是在运动后期,思想改造运动与"三反"运动相结合,改造思想和清理反革命掺杂在一起,出现了乱查、乱抓、乱斗的现象,影响了正常的生产生活秩序。比如,齐鲁医院因为过分重视"三反"及思想改造工作,常规诊疗

① 参见《山东医学院医院病案室暨挂号处 1952 年总结报告》,1953 年,8-1953-02H1-008,齐鲁医院档案室藏。

② 参见韩小香:《历史的回顾与现实的思考——建国初期知识分子思想改造运动》,《前沿》2010 年第 14 期。

工作无法正常进行,自 1952 年 3 月 1 日至 9 月 8 日每星期停诊,全年度接诊的病患人数与 1951 年相比出现下降,业务水平也有所下滑,不得不说这是医院发展史上的一段曲折经历。①

小 结

新政权在成立之初,将改造知识分子、对其进行思想和政治教育作为教育工作的重要环节,以使其适应新时代对人才及社会思潮的要求。由此,思政教育成为教育界普遍的重点工作。教育部于 1950~1951 年在全国范围内实行了革命的政治思想教育,通过常规教育,在学校和医院营造浓厚的进步氛围,提高各类人员的思想认知水平。抗美援朝激发了爱国主义思想高潮,大大推动齐大思想政治教育的进程,党和政府则借此契机对知识分子开展了思想改造运动,通过革命大学、培训班、假期各类研究会、单位小组等方式,推动知识分子在政治思想上与新社会相适应。

朝鲜战争爆发后,齐大当局敏锐地洞察到政治意识的变动,较早地动员师生开展了抗美援朝爱国主义宣传教育,并且给予了实际支援。在爱国主义教育运动中,"齐鲁医学"师生发起保卫和平签名运动,召集师生签名表明拥护世界和平、反对美帝国主义对外侵略的决心和立场,并将保卫和平的运动与抗美援朝宣传运动相结合,组织全校开展"抗美援朝时事学习"活动,全盘否定与美国有关的文化、制度、机构和政策等。继而,齐鲁大学按照教育部处理接受美国津贴的教会学校的规定,安排外籍教师离职离华。在这场暴风骤雨式的抗美援朝爱国教育运动中,一切跟美国有关的文化、制度、机构、政策等均被全盘否定,美国在华办学校、开医院、设立慈善机构等所有活动全部被贴上"文化侵略""愚弄国人"的标签,现在看来似乎有些操之过急、以偏概全。对于普通中国人来说,只有"仇美反美"思想和言论才是正确的,所有"亲美""崇美"言论和思想都是错误的,不然就是"美帝国主义的奴才和走狗"。这种价值评判标准过于单一和绝对,既无视中国自身在近现代

---

① 参见《山东医学院医院病案室暨挂号处 1952 年总结报告》,1953 年,8-1953-02H1-008,齐鲁医院档案室藏。

历史上所真实经历的选择和发展,也不利于培养普通国民的独立思考能力、理性判断能力和诚实表达能力。

在教会教育机构中,思政教育显得尤为迫切和棘手。就"齐鲁医学"而言,在整体上,"齐鲁医学"原目标是为宣传和扩张基督教服务,带有浓厚的宗教气息,思想信仰上与新政权格格不入,而且基督徒师生人数可观,团契活动活跃;齐大原有师生大多出身有产阶级,其中不乏官僚、地主和资本家等成分,所受教育为西方资本主义教育,思想和立场保守而传统,缺乏社会主义革命思想,难以适应新中国成立后的新环境。齐大医学院及其附属医院师生"亲美""崇美"思想严重,内部对新领导班子有抵触思想,而且思想政治意识落后,对外部世界的政权过渡和社会变迁缺乏热心,忽略甚至排斥政治学习。由此,思政教育成为齐大医学院教育改革中浓墨重彩的一笔。"齐鲁医学"将思政教育纳入常规课程,针对教职员和学生,分别组织学习小组,加强政治学习,并通过开展教育活动等方式对师生进行爱国爱党和亲苏学苏教育。在改造知识分子运动中,齐鲁大学分阶段对学生、教师进行思想改造,开展批评与自我批评和忠诚老实运动,以肃清"崇美""亲美""反苏""反共"等错误思想,清查反革命分子。这些教育和改造运动产生了广泛而深远的影响,有积极成分,也有消极成分。

第五章　院系调整与明确隶属：
全方位完成转型

　　1952 年 10 月,齐鲁大学随着院系调整的结束而退出历史舞台,随之而来的是"齐鲁医学"在名称、性质、归属、体制等方面都发生了实质变化,齐大医学院与山东医学院合并组建了新的山东医学院,齐鲁医院也正式转变为国有性质的公立医院,并成为山东医学院的附属医院。虽然形式上实现了公有化,但由于制度的落后、思想的混乱、人事的调整、资产的交接等一系列原因,这种转型需要进行深刻变革才能得到巩固。经过一年多的调整改革,"齐鲁医学"终于彻底消灭了教会属性,完成了由"教会医学"向"人民医学"的历史转型。

第一节　院系调整:完成转型的直接推动力

　　全国解放初期,原国民党统治区共有高等学校 205 所。其中,公立学校 124 所,私立学校 60 所,教会学校 21 所。在"维持原校加以必要与可能的改良"的总方针指导下,党和政府采取的是先接管、接收和接办,然后逐步加以改造的方法。首先,接管了旧中国接受外国津贴的学校,收回了教育主权;其次,接办了旧中国的公立学校和私立学校,全部实现了国立;最后,对于接收过来的学校进行改造。在这个过程中,"齐鲁医学"完成了经济独立、教学改革、思想改造等转型任务,初步实现了由教会向私立进而向公立性质转变的历史进程。但真正推动其完成全方位转型的根本性因素,还是 1952 年全国范围内普遍进行的高等院校院系调整,齐鲁大学等原教会大学及其附属医院在短时期内彻底消逝在中国的历史舞台上,融入高等院校和医疗机构国有化的大潮之中。

一、齐鲁大学的调整

在全国大范围院系调整的背景下,1952 年 8 月初,华东高校院系调整委员会印发《华东高等学校院系调整设置方案(草案)》,拉开了齐鲁大学调整的帷幕。该调整预示着作为前教会大学和私立大学的齐鲁大学即将从中国高等教育历史舞台谢幕。

(一)调整方案。齐鲁大学是华东地区院系调整后停办或迁移的 21 所高等学校之一。根据草案有关规定,齐鲁大学天文数学系调整至南京大学;物理、化学、生物三系(留医学院所需师资外)调整至山东师范学院;经济系调整至山东会计专科学校;医学院医本科、药专科及理学院药学系调整至山东医学院;农业专修科调整至山东农学院。^① 其中,齐鲁大学的医学学科调整是在教育部门和卫生部门的双重管理下进行的。1952 年 8 月 18 日,华东区高等医学教育座谈会在上海召开。会前,华东军政委员会卫生部要求齐鲁大学准备好如下材料:一是汇报材料,包括思想改造及课改情况,已设及拟设学系概况等;二是有关课改及三五年内发展方面的资料与具体意见,要求在征集校内意见的基础上进行汇总整理;三是院系调整的具体步骤,包括所涉院系调整的单位,应准备的具体材料,尤其有关房屋修建、改装、迁移及重要设备的添置等。^② 在调整过程中,原则上所有师资、学生、设备、图书均以院系科为单位随同调整,校舍校具及不属于个别院系所有的图书仪器设备,由华东高校院系调整委员会统一调配,在未决定如何调配前,仍由院校负责人原地保管。各校共同必修科的师资,包括政治、体育等基础课程,以及职员工友的人事调整由华东高校院系调整委员会统一调配,一般以原地调整为原则,如果各校需增聘职工的话,须报请华东高校院系调整委员会进行调配和增聘。全部调整工作由华东高校院系调整委员会统一领导,其下辖地

---

① 参见《华东区高等学校院系调整后停办的几个高等学校情况》,1952 年 8 月,A029-01-341,山东省档案馆藏。
② 参见《为通知召开华东区高等医学教育座谈会检发筹备办法纲要知照》,1952 年 8 月,J109-05-252,山东省档案馆藏。

区设立调整分会,分会下设学校调整委员会及调整小组。① 相关组织建立之后,院校调整工作准备就绪。

（二）调整过程。根据调整计划,齐大成立了以许衍梁为主任委员、包括医学院张汇泉、赵常林、高学勤、孙洪泉、郭锡九等各学院的 20 多位代表为委员的调整委员会。② 调整工作分以下几个步骤进行:第一阶段,8 月作动员及思想准备工作,推派参加建校或调整小组人选并提交名单;成立院校际及系际的调整小组或建设的筹备小组;各院系及各系交换各项有关材料;讨论科系设置及师资配备,并拟定校舍使用初步方案;登记图书仪器,准备迁移者进行装箱并编制预算,必须添置的图书仪器设备亦编制预算;讨论调整步骤及迁并日期;草拟调整工作方案或建校计划,于 8 月 25 日前呈报华东高校院系调整委员会批准后执行。第二阶段,9 月推派代表进行接洽调整问题;进行有关建校筹备开学的各项工作。第三阶段,确保 10 月 1 日开学。③ "三步走"策略布局得当,科学合理,给各方人员提供了比较充分的准备和缓冲时间。

1951 年考入齐鲁大学医学院的王美清是齐鲁大学医学院最后一届学生,也是院校调整的亲历者。当齐鲁大学医学院和山东医学院合并时,她正在读医学院二年级,她清楚地记得:"合并后我们这个班被编为山东医学院医疗系 1951 级丙班,原山东医学院的有甲班和乙班两个班。到了三年级,这三个班又根据组织需要分为内、外、妇、儿四个班,我被分到外科班。"④由此,来自两所医科大学的学生们真正实现了融合。

（三）资产处置。关于齐鲁大学的房产,按照院系调整的有关规定,房产随学校的处理结果一并处理,其产权应由政府接收,所有一切房产归山东医

---

① 参见《关于华东区高等学校院系调整工作的几项规定（草案）》,1952 年 8 月,A029-01-341,山东省档案馆藏。

② 参见《各校调整委员会委员名单——齐大》,1952 年 8 月,A029-01-342,山东省档案馆藏。

③ 《华东区高等学校院系调整委员会工作计划（草案）》,1952 年 8 月,A029-01-341,山东省档案馆藏。

④ 王美清:《我赶上了齐鲁大学的末班车》,齐鲁大学校友会编:《齐鲁大学八十八年（1864~1952）——齐鲁大学校友回忆录》,现代教育出版社 2010 年版,第 358 页。

学院使用。虽有政策文件,但作为接管方的山东医学院还是比较慎重的。因为未拿到山东省政府出具的正式房产文件,山东医学院提出:"校舍不敷应用,需要加筑。济南市府房产管理局以齐鲁大学原属教会学校,目前虽该校房产归医学院使用,但产权未明即加修建,恐与政策有碍,要求批准机关出具证明。"①对此,山东省文委专门向省政府作了报告,主张接收外国津贴的教育机关所有房舍,自应与学校的接收一并接收,与一般教会不同,因而齐大房产应归政府接收,但专项证明似以省政府名义下达为宜。② 调整初步结束后,原齐大图书馆中所存有中外图书共 175477 册(反动图书除外),古物(包括考古书、照片、旧地图在内)105 种,绝大部分随院系调整进行了重新调配,按照专业性质分配到各院校做参考书;其余 2928 册反动书报暂由山东省人民政府文教厅保存;古物 105 种由山东省古物保管委员会保存。③ 一方面做到了专业相符,物尽其用,另一方面也有力保护了齐大多年来保藏下来的珍贵资料。

1952 年,经华东区高校院系调整委员会决定,撤销齐鲁大学,其医学院与原山东医学院合并,成立新的山东医学院,校址设在原齐鲁大学校园内(济南市南新街 82 号,现改为文化西路 44 号)。9 月 16 日,合并后的山东医学院正式对外办公,即日起教职员工开始佩戴黄底红边黑字布质"山东医学院"证章,原两校校徽同时作废。合并后,院长由白备伍兼任,孙铁民、张汇泉、方春旺任副院长。9 月 25 日,山东医学院召开了合校后的第一次办公会,26 日确定了三名副院长的分工,孙铁民负责行政人事工作,原齐鲁大学医学院院长张汇泉分管附属医院、总务方面的工作,原山东医学院副院长方春旺负责教学工作。会议要求山东医学院搬迁工作在月底结束,10 月 6 日前完成各项交接。10 月 8 日下午,山东医学院在大操场召开了院系调整胜

---

① 《为通知原齐鲁大学校产应由政府接受请速转饬有关部门》,1952 年 10 月 9 日,A101-03-228-4,山东省档案馆藏,第 14 页。

② 参见《为通知原齐鲁大学校产应由政府接受请速转饬有关部门》,1952 年 10 月 9 日,A101-03-228-4,山东省档案馆藏,第 15 页。

③ 参见《关于齐大图书馆中所存图书及古物处理情况报告》,1952 年 8 月,A029-01-342,山东省档案馆藏。

利总结大会,孙铁民副院长在会上提出了学习马列主义、进行教学改革、克服困难三大任务。① 为了完成原定的 10 月 1 日开学的目标,学校进行了紧张忙碌的计划准备,但最终仍未如期开学。学校最后决定,于 10 月 20 日正式开学(新生于同月 27 日开学)。开学后存在很多困难,如教室数量太少,宿舍不够住,没有自习的地方,学生多,任务重,师资少(特别是有经验的教师)。就在这样的困难条件下,经过大家共同的努力,基本上是完成了教学任务。② 至此,院系调整工作以两校合并的方式顺利完成。

齐鲁大学经过近半个世纪的发展,正式走下历史舞台。齐鲁大学医学院建校以来共培养医科毕业生 667 人,药学系 88 人,药学专修科 84 人,护士专修科 47 人,化验技士专修科 16 人,化验技士训练班和进修班 28 人,护士159 人。③ 以高标准、重质量、严格实行淘汰制著称的齐鲁大学医学院,在其存续期间虽然培养的医学人才的数量并不显著,但是每一名毕业生的执业能力和专业水准是得到国内外普遍赞誉的,他们遍布山东省乃至全国各等级医院,为维护民众健康、传播现代医学知识、培养更多医学人才作出了不可磨灭的贡献。

二、齐鲁医院的归属变更

在院系调整的过程中,作为齐鲁大学的重要组成部分,齐鲁大学医学院的调整也被纳入到重要议事日程。华东区高校院系调整委员会山东省分会在调整之初就专门开会研究了山东医学院与齐鲁大学医院的关系问题④,随后做出了齐鲁大学医学院与山东医学院合并的决定。院系调整后,齐鲁大学正式撤销,齐鲁医院原则上随医学院整体与山东医学院合并,成为山东医

---

① 参见《山东大学百年史》编委会编:《山东大学百年史(1901~2001)》,山东大学出版社 2001年版,第 466~467 页。

② 参见《山东医学院 1952 年度第一学期教学检查总结》,1953 年 2 月,J109-05-32,山东省档案馆藏,第 15 页。

③ 参见山东省卫生史志编纂委员会编:《山东省卫生志》,山东人民出版社 1992 年版,第 708 页。

④ 参见《关于山东医学院与齐大医院的关系问题》,1952 年 8 月 29 日,A029-01-342-009,山东省档案馆藏。

学院附设教学医院,院长仍为赵常林,副院长由王少芬、路经纶担任。

1952年9月26日,山东医学院专门向省卫生厅报告,申请将齐鲁医院名称改为"山东医学院医院"。山东医学院称:"齐鲁大学医学院经院系调整已与山东医学院合并,定名为山东医学院。原齐鲁大学医学院附设教学医院应改名为山东医学院医院,特此报请核备!"①但是这次报备因院系调整尚未完全结束而未获省卫生厅批复。

1952年10月底,齐鲁大学院系调整正式结束后,齐鲁大学医学院的归属问题又提上日程,山东省文化教育委员会向山东省政府请示,拟将原齐鲁大学医学院改为山东省立医院,并指出:"本省院系调整后,原齐鲁大学医院由我政府接收。经本委研究后,请示,根据卫生部崔付部长面示:拟将原齐鲁大学医院改为山东省立医院为宜。在行政上由卫生厅领导,教学方面由山东医学院领导。"②山东省政府原则上同意了请示意见,但在医院名称问题上指出:"原有山东省立医院,此又加一山东省立医院,有何区别,是何关系?"③最终,1953年1月22日,经报山东省政府同意,山东省卫生厅正式下文将原山东省立医院定名为"山东省立第一医院",齐鲁医院定名为"山东省立第二医院",又称"山东医学院教学医院",行政上均归山东省卫生厅领导,教学上归山东医学院指导。到1953年2月,又明确"省立二院"由山东医学院代管。至此,齐鲁医院从行政体制上开始有了相对明确的归属权限,这为下一步进行有关变革打下了体制基础。

第二节　山东医学院的调整适应

作为齐鲁大学院系调整的最重要的一个环节,齐鲁大学医学院主体并入当时的山东医学院。合并过程还是比较顺利的,山东医学院在总结这一

---

① 《报告齐大医学院附设教学医院改名为山东医学院医院由》,1952年9月26日,A034-01-064-13,山东省档案馆藏。

② 《为请示将原齐鲁大学医院改为山东省立医院的报告》,1952年10月31日,A101-03-228-5,山东省档案馆藏,第18页。

③ 《为请示将原齐鲁大学医院改为山东省立医院的报告》,1952年10月31日,A101-03-228-5,山东省档案馆藏,第18页。

过程时这样记录："在思想改造胜利的基础上,在上级的正确领导下,经过同志们的努力进行院系调整,顺利地完成了两校的合并工作,两校合并工作没出现新的情况。"①虽然合并过程本身比较顺利,但合并之后,因为学生人数增多,校舍不敷其用,再加上两校的办学传统和管理方式不尽相同,新的山东医学院面临新的挑战:"一方面学校事业发展了,院系调整前有学生 1683 名,调整后学生 2057 名,房子太少,不敷其用(原来只能容纳 700 多人的学生宿舍,现在要住上 1720 人),教室数量太少,没有自有地方,安装实验室设备尚未完成就绪,但又要迅速开学。另一方面由于两校工作制度、工作作风和生活习惯上都各有不同,所以如何加强团结,建立工作秩序,克服混乱现象,克服当时的困难,成为当时的主要任务。"②在当地政府强有力的领导和协调下,山东医学院顺利完成了转轨,实现了新生。

一、原山东医学院基本情况

原山东医学院是在 1948 年 10 月济南解放以后,由华东军区卫生部领导的白求恩医学院和前国民党政府领导的山东省立医学院合并而成。

白求恩医学院前身是新四军军医学校,筹建于 1944 年 10 月 16 日,校长江上峰(字炳炎,系美国哈佛大学医学博士),副校长由新四军卫生部副部长宫乃泉兼任。1945 年 5 月开始招生,在安徽省天长县长庄举行了开学典礼。1945 年底,全体师生随军卫生部进入山东,学员参加野战医院护理伤病员工作。1946 年初,开始在山东临沂复课并招生。1946 年底,华东国际和平医院竣工,成为华东军区卫生部直属医院和军医学校的教学医院。1947 年 1 月,根据华东野战军司令员陈毅的指示,为了纪念参加中国抗日战争光荣殉职的加拿大著名外科专家、优秀的共产党员诺尔曼·白求恩,军医学校改名为"华东白求恩医学院",宫乃泉副部长兼任院长。③ 同年 3 月,白求恩医学

---

① 《山东医学院 1952 学年度第一学期工作总结》,1953 年 4 月 10 日,J109-05-32,山东省档案馆藏,第 1～14 页。

② 《山东医学院 1952 学年度第一学期工作总结》,1953 年 4 月 10 日,J109-05-32,山东省档案馆藏,第 1～14 页。

③ 参见《山东医学院概况报告》,1951 年 10 月 3 日,J109-05-52,山东省档案馆藏,第 94～95 页。

院及华东国际和平医院随军卫生部转移到胶东乳山。1948 年 9 月,白求恩医学院第二届医训队和药训队的学员参加了解放济南战役的伤员护理工作和军管工作,全体荣立一等功。学校随后迁入济南,驻经五路纬九路,从此有了固定的校址。

山东省立医学院前身为山东省立医学专科学校,创建于 1932 年 8 月,是由南京国民政府教育部和山东省教育厅共同领导的学校,首任校长是尹莘农,校址设在济南市趵突泉前街,附属医院设在学校侧壁。1937 年受日本侵华战争影响,医学院和医院南迁到汉口,医院被国民政府改编为"军政部第十重伤医院"。1943 年重新恢复为"山东省立医学专科学校附属医院",对外称"山东医院"。1946 年 10 月学校和附属医院返回济南。1948 年 8 月 18 日,国民政府教育部以高字 45445 代电准其改名为"山东省立医学院",院长由省立医院院长王宝楹担任。9 月 24 日济南解放后,该校由人民解放军军管会接管,当时学校有教职工 51 人,学生 212 人。[①] 山东省立医学院不仅培养了一大批政治坚定、技术优良、身体健康的医师、药剂师和化验师,还兼办了一部分中级医士班,要求在尽量短的时间内培养出尽量多的人才来。此外,还开办了若干期化验轮训班、药剂轮训班和公共卫生轮训班,吸收地方上的医、药、化验等在职干部(包括一部分军队干部)接受培训,以提高他们的理论与技术水平。培养出来的学生不但要分配到各种不同的建设岗位上去,还要作为后备师资力量留下,以适应医学院本身的发展与提高。[②]

1948 年 10 月,山东省立医学院由趵突泉前街迁到经五路纬九路,与华东白求恩医学院合并,校名仍为华东白求恩医学院。两校的教学医院即华东国际和平医院与山东省立医院亦同时合并,仍作为华东白求恩医学院的教学医院。学校直属华东军区卫生部领导,由卫生部副部长宫乃泉兼任院长,山东军区卫生部部长白备伍兼任副院长。1948 年 11 月在济南招收新生 499 名,包括医学系、药科、化验科、护士学校等。随后,华东军区卫生部领导

---

　① 参见《山东大学百年史》编委会编:《山东大学百年史(1901～2001)》,山东大学出版社 2001 年版,第 446～449 页。

　② 参见《山东医学院概况报告》,1951 年 10 月 3 日,J109-05-52,山东省档案馆藏,第 94～95 页。

的药科学校学员 196 人迁来济南并入该院药科。① 学校按照军事院校性质建立组织机构，设有政治处、教务处、总务科、药科、化验科、指导员、护士学校等，先后建立了各学科实验室，如解剖学、组织胚胎学、生理学、生物化学、寄生虫学、细菌学、病理学、实验诊断学及有机化学、药物学、药剂学等实验室。

1949 年 5 月，华东军区卫生部随军南下，华东白求恩医学院划归山东省人民政府领导，更名为"山东省立医学院"。体制由军队系统转入地方，重新调整组织机构，撤销了政治处、协理处，改设辅导处，同时取消了班主任和指导员建制，实行学生自治，原政治处、协理处等部分行政干部随军南下。新中国成立后，山东省立医学院积极充实教学人员和教学设备，实行课程改革，学习苏联先进经验，朝着新型正规化的方向持续努力。1950 年 12 月，山东省立医学院改名为"山东医学院"。

1951 年，根据中央教育部指示，山东医学院由山东省政府卫生厅与文教厅共同领导。学校行政组织有院部，协助办公的有秘书室，下设人事、文书两股，有教务处（内有注册室、教导室、材料室、药科、图书馆）、总务处（内有事务股、会计股）。教学组织在基础医学方面有生理、解剖、组织胚胎、药理、生物化学、生物、物理、病理、寄生虫、细菌、实验诊断学、药剂、生药、有机化学、无机化学、分析检定及公共卫生等 17 个学科，每科都有相当完备的设备。临床医学方面的教学工作由省立医院担任。省立医院虽是该院的教学医院，但在行政上不归医学院领导，医院设有内科、外科、妇产科、小儿科、眼科、耳鼻咽喉、皮花科、牙科、放射科 9 个科，并在济宁建有分院，作为教学医院。为了理论与实际相配合，不断提高教学水平，山东医学院与华东生理研究所、黑热病防治所、结核病防治所、济南第六卫生所、山东药房等在教学方面保持密切关系。校内社团有中共山东医学院总支委员会和青年团委员会，教职员工有文教工会，学生有学生会，都各有垂直领导系统。② 从整体来

---

① 参见《山东大学百年史》编委会编：《山东大学百年史（1901～2001）》，山东大学出版社 2001年版，第 454 页。

② 参见《山东医学院概况报告》，1951 年 10 月 3 日，J109-05-52，山东省档案馆藏，第94～95 页。

看,山东医学院是一所建制完整、管理规范、水平较高的医学高等教育机构。

二、调整初期的混乱情况

新的山东医学院组建之后,学校占地面积 423.909 亩,在校学生 2057 人,教师 221 人,职员 359 人,工人 309 人。学校实行院长负责制,设中共山东医学院总支委员会,行政机构设院长办公室、教务处、总务处。1952 年 11 月 14 日,山东医学院成立了由 23 个人组成的院务委员会,建立了相应的会议制度和四个教学委员会,分别是基础、临床、卫生和药学,学校开设医学、药学和卫生三个专业。院系调整工作的顺利完成,为学校快速发展奠定了基础,创造了条件。① 但是,由于山东医学院和华东白求恩医学院两所学校师生之间缺少磨合,一度在教育教学、思想工作、行政管理等方面出现了混乱情况。

在教育教学方面,存在着忙乱无序、糊弄应付的情况。首先,是教学忙乱。主要体现在"工作无计划,或计划不切实际不能实现;忙于编写讲义,有的学科本来是本周编写下周的讲义,后来是今天编写明天的讲义,以至于这一个小时编写下一个小时的讲义,所以顾此失彼,愈忙愈乱,愈乱愈忙;科主任忙于事务工作;科内开学会会前准备不够,讨论内容重点不明确,所以会议时间开得很长而不解决问题;办公室、准备室太乱,各种东西没有一定放置之处,如有的学科找一件东西要开遍全室的抽屉,有时仍找不出所需要的东西;同一科内三个教学小组,在做同样的实验时,因不能互相联系,就要配三次同样的药,这不但增添了工作中忙乱,同时也浪费试药;同一班学生,同一门课程,因分由几个人担任,在授课上发生了重复现象,也有同一年级两个班同一门课程,分由两个人授课,就不用统一教材,各编各的讲义"②,可谓状况百出,忙乱异常。

---

① 参见《山东大学百年史》编委会编:《山东大学百年史(1901～2001)》,山东大学出版社 2001 年版,第 467～469 页。

② 《山东医学院 1952 年度第一学期教学检查总结》,1953 年 2 月,J109-05-32,山东省档案馆藏,第 16 页。

其次,是教学大纲、教材等糊弄应付。有的专业为应付教学处,让没有教学经验的人去编写教学大纲,虽然具体详细,但无法实行。有的老师编写教学大纲不根据过去的经验,或不重视过去的经验,也不重视经验总结,因此写过几次都没有什么提高。有的专业编写教学大纲前后未经认真讨论,没有发挥群众力量、集中群众智慧。有的虽经过讨论但没发现问题,到授课时才发现问题,比如细菌学科。也有经过讨论发现内容上有问题,但意见不一致,始终未能统一,各搞一套,比如生化学科。有的老师编写讲义时不是根据教学大纲,而是从自己的兴趣出发,编写讲义和讲课,例如解剖学科某教师对胚胎有兴趣,医专没讲过胚胎学,该教师讲解剖学时也联系胚胎学,弄得学生越听越糊涂。也有的人对临床有兴趣即重点联系临床去讲课。有的讲义内容与某一正式出版的教材基本上是相同的,为了稍有增添,便自己编一套,所以抄书也要花许多时间。有的几个人分头编写起来之后,没有经过集体讨论,前后的衔接性及科学系统性都有问题。①

最后,是授课环节存在问题。有的课前准备不够,有人自认为教过多次,不需要备课,实际上仍存在问题。比如组织学科只有进修生来的时候才备课,后来进修生的学习计划改变,备课即停止,但该班课程尚未结束。不少课程上课时只是照本宣读,教学效率很低。实验内容与讲课不能很好配合,许多课程实验的目的不明确,有时花费时间很长,但并不能帮助学生理解课程,以致造成理论与实际相脱节。有的老师讲课不负责任,在课上讲的同学听不懂,就推到课外时间进行辅导;有的为了形式上完成任务,粗略讲课赶进度。② 种种因准备不足、磨合不够导致的忙乱无序,给学校和学生带来了严重损失,这是合并后的山东医学院所要面对和解决的首要问题。

在思想认识方面,师生普遍存在着消极散漫、不团结现象。一是学习纪律松散。当时在校上课的有 1504 人,缺课者达 737 人,约占全部学生人数的

---

① 参见《山东医学院 1952 年度第一学期教学检查总结》,1953 年 2 月,J109-05-32,山东省档案馆藏,第 17 页。

② 参见《山东医学院 1952 年度第一学期教学检查总结》,1953 年 2 月,J109-05-32,山东省档案馆藏,第 18 页。

49%,累计缺课7100小时;经常旷课的有78人,计425小时。[1] 此外,部分学生不尊重教师的现象也是比较严重的。二是不团结现象普遍。有些师生自高自大、骄傲自满、互相瞧不起,别人指出他的缺点,就会认为人家故意与他为难,表示不服气;技术工作人员与教学工作人员不团结,教学组轻视技术组,技术组认为自己作用很大;有的教学人员,公开在学生面前说某某教员如何不好,结果造成不团结;地域观念和小团体意识较强,本地人与外地人等老乡圈子形成对立。三是落后反动思想依旧存在。全校的政治思想教学工作非常薄弱,对政治思想工作的重要性认识不足,尚停留在一般教条式教育层面,以教学为中心思想不够明确,工作开展无力。部分学生缺乏热爱祖国、为祖国服务的正确的学习观念,有的学生只愿学本科,不愿学专科。对部分学生的落后思想、反动思想的批判、揭发不够,个别学生竟然传播反动言论,散布反动标语。这是对当时逐步确立的社会新秩序的公然挑衅,给医学院带来了严重不良影响。

在行政管理方面,存在着效率低下、推诿扯皮的现象。第一,工作的计划性很差,有的计划落在工作发展的反面,有的未能很好遵照计划贯彻执行,形式主义较为严重。第一学期曾布置过工作计划,并要求制作具体计划,催要几次没有收上来便告作罢,没有按照院的计划检查各科工作。第二,工作不够细微,教学秩序安排得不好。会议多,兼职多,活动重叠,会议准备不够,时间冗长,解决问题少。某教授一人在校内外就兼了17职;在学生干部中有的同学每周要开29小时的会议。有人反映本院有"三多、两少","三多"即会议多、兼职多、布置多;"两少"即时间少、房子少。第三,工作不深入,不能很好地解决问题,使一些问题长期积压,这是混乱现象不能及时克服的主要原因。有些部门存在着互不协调的现象,特别是在行政部门中,工作互相推诿,本来有些问题联系一下即可解决,可是由于互相推诿,不负责任,许多问题不能及时解决。工作中还存在着极大的形式主义,缺乏深入细微,缺乏定期检查,缺乏计划性,缺乏典型试验,因而工作不能贯彻有始有

---

① 参见《山东医学院概况报告》,1951年10月3日,J109-05-52,山东省档案馆藏,第95页。

终的精神。行政管理方面的形式主义和效率低下是初获新生的山东医学院成长过程中的阵痛。

山东医学院管理层认为，以上出现的所有问题和不足，"一方面是由于学校事业的发展，在客观上存在一些困难，另一方面也由于学校领导存在着相当严重的官僚主义作法所致。今后我们必须坚决地克服官僚主义的工作作风"[①]，并将接下来的工作重点定为以求真务实代替形式主义，以团结进取代替官僚主义，加强工作的计划性和主动性，及时检查与督促各项工作的开展，以提高教学质量为目标，为培养符合国家建设要求的合格卫生人才而努力。

三、初步的改革调整

为了尽快结束院系调整初期的混乱现状，山东医学院采取了教学检查整改、学习苏联、薪金改革、制度改革等一系列举措，逐步克服了师生们在思想、工作和生活方面存在的一些不良现象，使教学医疗各项工作快速步入正轨。

在教学方面，通过教学检查有针对性地查找问题，并解决问题。1953 年1 月，学校在学期初利用课余进行了一次教学检查，"前后历时 28 天，每科平均用了 25 小时左右"。通过检查，学校认识到教学混乱的主要原因是："组织机构不健全，分工不明确，教研组与教学组绝大多数流于形式或起作用不大，名义上是集体教学，实际上还是单干的。科内领导思想水平差，只是满足于自己科学知识，群众观念不强，不能发挥集体力量，经过这次检查，大家体会到教学改革不单是技术上的问题，最主要的是思想问题。"[②]针对上述问题，学校一方面大力学习苏联，以苏联先进教学经验为借鉴，在教师中大力推进教学改革，着力解决教材讲义编写、教学大纲制定和课堂教学纪律松散等问题，尤其在"中苏友好月"当中，全体师生员工受到了深刻实际的教育，

---

① 《山东医学院概况报告》，1951 年 10 月 3 日，J109-05-52，山东省档案馆藏，第 95 页。

② 《山东医学院 1952 年度第一学期教学检查总结》，1953 年 2 月，J109-05-32，山东省档案馆藏，第 17 页。

提高了对苏联的认识,掀起了向苏联学习的热潮,举行了巴甫洛夫学说等座谈会,为教学改革创造了条件;另一方面在学生中进行了克服不良学习倾向的教育,大力开展号召学习、克服自满情绪的教育。经过教育引导,学习情绪基本稳定,学习纪律松弛、时间浪费的现象大大转变,学习积极性有了很大提高,迟到、无故旷课基本消除。①经过检查与改进,教学工作取得显著进步,"除完成本校的教学任务外,我校许多学科还担任了校外很大一部分任务。这学期我们担任了省立第一医院护校,省助产学校,妇幼助产学校、红十字会助产学校及济宁医士学校的一些课程"②,充分发挥人才优势,带动周边医学单位共同进步。

在思想方面,通过团结教育培养全校师生的凝聚力和向心力。针对有些师生认为"院系调整后不如院系调整前"的错误观点,学校耐心向职工进行了说明和解释:"首先,院系调整我校在人力、物力上是加强了而且没削弱。其次,院系调整是在思想改造运动胜利的基础上进行的。因此,我们对问题必须从全面来看,必须从实际出发,从本质看问题,不能为一时的现象所迷惑,看问题必须从实际出发,不能以局部的问题代替全局。"③通过团结教育,大家认识到了不团结的危害性:"即使轻微的不团结,也将影响到人民的教育事业,所以必须加强批评与自我批评,有问题摆在桌面上讨论,为了人民的教育事业,为了祖国的建设,应放弃个人患得患失的不健康的小资产阶级的思想,加强马列主义、毛泽东思想的理论学习,提高认识水平,达到巩固的团结。"④在学生中进行了时事政策教育,教育主题包括国际形势、抗美援朝、国家建设、迎接普选、苏联参观团的传达报告会及婚姻法等,提高了同学们的思想认识水平。此外,还在教职员中组织了学习马林科夫同志报告会活动,并以测验的方式检查学习效果,结果"全体教职员有420人参加了这次学习(包括教学医院),有333人参加测验,测验结果:90分以上共1人,80

① 参见《山东医学院概况报告》,1951年10月3日,J109-05-52,山东省档案馆藏,第94页。
② 《山东医学院概况报告》,1951年10月3日,J109-05-52,山东省档案馆藏,第95页。
③ 《山东医学院概况报告》,1951年10月3日,J109-05-52,山东省档案馆藏,第95页。
④ 《山东医学院概况报告》,1951年10月3日,J109-05-52,山东省档案馆藏,第95页。

分以上共 92 人,80 分以下共 190 人,60 分以下共 30 人,总平均分 74.45 分"①。总体而言,教职员工们学习热情很高,学习成绩尚佳。通过以上活动,全校师生彼此增进了理解和团结,提高了对学校的认同感和归属感。

在财务方面,通过调整薪资和助学金提高了师生的工作、学习积极性。1952 年 7 月 1 日,政务院发出《关于颁发各级人民政府供给制人员津贴标准及工资制工作人员工资标准的通知》,启动了新中国成立后的第一次工资制度改革。改革目的是改变以往工资制度中的不公平、不合理现象,根据社会主义按劳分配的原则,在全国范围内实行按地区、分等级的统一工资标准。7 月 23 日,高等教育部又下发了《关于调整全国各级各类学校教职员工工资及学生人民助学金标准的通知》,规定了高等学校教职员工的标准工资及平均工资数,并提出"凡是低于标准的应按标准予以提高"②。9 月 8 日,中央人民政府人事部和中央人民政府卫生部下发了《关于各级供给制卫生技术人员津贴等级规定的通知》,要求各单位按照各级卫生技术人员工资与津贴标准确定并执行各级供给制卫生技术人员的待遇(见表 5.1)。

表 5.1　各级卫生技术人员工资与津贴标准表

等级		工资分	津贴分
一	1	810	391
	2	750	321
	3	700	300
	4	650	279
二	5	600	231
	6	555	202
	7	510	186
	8	465	157

---

① 《山东医学院概况报告》,1951 年 10 月 3 日,J109-05-52,山东省档案馆藏,第 95 页。

② 《关于调整全国各级各类学校教职员工工资及学生人民助学金标准的通知》,1952 年 7 月 23 日,高等教育部办公厅编:《高等教育文献法令汇编(1949～1952)》,高等教育部办公厅,1958 年,第 81 页。

续表

等级		工资分	津贴分
三	9	420	128
	10	380	109
	11	350	94
	12	330	88
	13	310	75
四	14	290	64
	15	270	60
	16	250	52
	17	230	48
	18	210	44
五	19	190	40
	20	175	36
	21	160	33
	22	145	25
六	23	130	23
	24	115	22
	25	105	21
	26	95	20

注:此项津贴标准适用于供给制卫生技术人员现仍作技术工作者。

资料来源:《关于各级供给制卫生技术人员津贴等级规定的通知》,1952 年 9 月 8 日,5-1953-02H1-008,齐鲁医院档案室藏。

在此大背景下,山东医学院建立了统一的工资制度,解决了院系调整后工资制度混乱和不合理的状况。1953 年初,山东医学院进行了工资改革,基本上实现了合理调整和适当提高,激发了教职员工的工作积极性。调整前后的工资数据对比,如表 5.2 所示。

表 5.2　调整前后的工资数据对比表

	调整前			调整后			
	原人数(1)(名)	原工资总数(2)(元)	原平均工资(3)=(2)÷(1)(元)	现人数(4)(名)	增加的工资总数(5)(元)	平均增加工资(6)=(5)÷(4)(元)	现平均工资(7)=(3)+(6)(元)
教师	223	60279	270.3	181	7511	41.5	311.8
职员	207	35270	170.4	161	3479	21.6	192.0
工人	181	20869	115.3	180	7133	39.6	154.9

资料来源:《山东医学院概况报告》,1951 年 10 月 3 日,J109-05-52,山东省档案馆藏,第 95 页。

在学生助学金方面,高等教育部规定"除在职干部训练班及短期干部训练班外,一般高等学校和中等学校一律废除供给制,实行人民助学金制"[1],帮助解决学生的伙食和其他生活方面的困难。为此,山东医学院组建了人民助学金审议委员会,按照学生申请、民主讨论、提请审议、校长核定的步骤进行了人民助学金的审议工作。当时山东医学院共有学生 1896 名,除 5 个供给制的干部班、济宁的两个医生班及实习生等外,共有 1154 名报名参加了审定工作,最终 313 名学生申请到人民助学金,约占报名人数的 27%(见表5.3)。申请总款为 887.4 万元,约占助学金总款 225.5 万元的 39%。人民助学金制度的设立,帮助在校学生缓解了生活困难,使他们能安心学习,练好本领报效祖国。具体审定结果,如表 5.3 所示。

表 5.3　人民助学金审定结果　　　　　　　　　　单位:名

	等级					总计
	一等	二等	三等	四等	五等	
高级	0	1	11	109	124	313
中级	2	10	20	23	13	

资料来源:《山东医学院概况报告》,1951 年 10 月 3 日,J109-05-52,山东省档案馆藏,第 95 页。

---

[1]　《关于调整全国各级各类学校教职员工工资及学生人民助学金标准的通知》,高等教育部办公厅编:《高等教育文献法令汇编(1949～1952)》,高等教育部办公厅,1958 年,第 82 页。

在管理方面,通过进一步完善制度,改进服务,增强保障能力。山东医学院为加强上下联系,提高运行效率,及时掌握师生诉求,在原有各项制度的基础上,重新修订了请示报告制度,规定了四种报告类型及报告时间,其中综合报告"每学年五次,三月、五月、七月、十月、十二月各报告一次";专题报告是"对某一工作或某一专门问题进行系统的分析研究,提出问题及意见,或报告处理结果,总结经验教训,时间不定";专业会议报告,"凡召开某一专业问题的会议,如教学工作总结会议、教学研究会议等,于会前廿日报告一次,报告会议目的,明确提出要解决的问题、会议议程、参加人,等等。会后应报告会议进行情况、解决问题的方案、会议总结等等。于会议结束十日内提出报告";关于个人教学工作经验心得报告,"此项报告由教务处组织教师等撰写关于教学工作等方面的经验及心得,并选择其优良的报告中央人民政府高等教育部"。① 在通信不发达的时代,书面报告是传递信息、了解情况的重要途径。② 请示报告制度的完善强化了各级教育主管部门对山东医学院的领导和管理,提高了山东医学院的组织性和纪律性。

在后勤服务方面,组织一切力量解决困难,安装实验设备,改善教室装备,改进饭厅服务等。为了应对校舍紧张状况,山东医学院一方面把大礼堂、小礼堂及其他所有可以利用的地方都设置成了临时宿舍,许多工作人员暂住实验室。另一方面,积极筹备新校舍建设,从根本上解决问题,到1953年年底新建了四栋学生宿舍楼,可容纳560名同学住宿,校舍紧张状况得到初步缓解。③ 学校还在1953年10月底制定了建设计划,确定了12000平方米的基本建设任务,新建教学楼、实验楼、办公楼等,进一步改善了办学、办公条件,为学校的长远、持久、全面发展提供了后勤保障。④

---

① 《山东医学院请示报告制度》,1953年6月25日,J109-05-029,山东省档案馆藏,第113~114页。

② 参见栾翔飞:《接管改造撤并——建国初期上海震旦大学的历史变迁(1949—1952)》,上海师范大学2016年硕士学位论文。

③ 参见《山东医学院概况报告》,1951年10月3日,J109-05-52,山东省档案馆藏,第95页。

④ 参见《山东大学百年史》编委会编:《山东大学百年史(1901~2001)》,山东大学出版社2001年版,第469页。

第三节　齐鲁医院的改革调整

院系调整结束后,作为原齐鲁大学医学院附属教学医院的齐鲁医院顺理成章地变成了山东医学院附属医院。与山东医学院调整初期情况类似,过渡时期的齐鲁医院也出现过思想上混乱、工作上忙乱、制度上紊乱、人事上杂乱等不稳定现象。从 1952 年年底开始,医院通过完善制度、干部选拔配备、定级评薪等系列改革调整,统一了员工思想,调动了员工参与社会主义建设、为人民服务的热情。

一、院系调整初期的混乱现象

在行政管理方面,院系调整以前,齐鲁医院在行政体系上是极为薄弱和混乱的,主要体现在三个方面:(1)组织机构不健全,无人事制度,无会计制度,行政领导陷于紊乱状态;(2)行政领导缺乏核心,掌握不着原则,陷于忙乱的严重的事务主义;(3)行政领导上的意见不一致,教职员与行政、体力劳动与脑力劳动等不协调,以致不团结。[①] 在领导力方面,"由于前期的基础太差,更缺乏领导核心干部的配备,基本问题未能解决,医院内部的分散主义、个人主义和权威思想和各部门的不调和现象仍然存在着,内部还是闹不团结,互不相关、各自为政,大大分散了领导力量,思想情况仍较紊乱"[②]。

在人事管理方面,院系调整前,医院"没有人事制度,甚至连人员登记册也没有,人事档案那更谈不到了。对吸收工作人员上是混乱随便,对人员的使用上,也极不合理,有的很累,有的无事干,缺乏管理,因此在人力的浪费上是很严重的。部门与部门之间的不协调现象也很严重,工人与技术人员之间、技术人员与技术人员之间、领导与被领导之间,都存在着不少的问题。对工作的影响上是很大的,工人与护士的分工问题,这里有些工人几乎是无人管理。再如大夫与护士之间,大夫收了病员,护士可以不要,住院处无空

---

① 参见《齐鲁大学停止接受外国津贴后的工作总结》,J109-05-62,山东省档案馆藏。
② 《山东医学院医院 1953 年人事工作总结》,1954 年 1 月 6 日,5-1953-02H1-001,齐鲁医院档案室藏。

床,而大夫随便收了病人,互不配合,互不了解,各顾各的现象相当严重,对工作的影响上是很大的"①。

在资产管理方面,医院药品材料、医疗器械、被服家具种类繁多,因无财产登记管理制度,又无专人负责管理,虽然经过了1952年的"三反"检查,初步建立了管理登记制度,但由于没有严格执行,从未有过彻底的清查,财产仍然混乱,甚至过去医院各类财产究竟有多少也无人知道。有些部门账簿未按时登记,各部门的账面数与实际清查数多不相符,各部门对财产的管理多不能重视。在医疗器械管理来说,各病房的器械经常丢失,物品丢失后亦不追查责任,结果丢失后再领或不敢再领。在"三反"时建立起来的账目亦未得到很好的管理,账面数与实存数多不相符。药品的分类不明,编号亦不清楚。在器具管理上亦是紊乱。物资的积压浪费现象严重,很多的物资在各部门的仓库积压着,未做处理和适当的应用,如在供应室仓库内存放着很多的药品应交药房应用。很多军用输血器、止血带、木拐、木手杖等军用物品应移交军医院或军事部门应用,但至今仍存置未加处理。在总务仓库内积压满了各部门损坏的器械物品未加适当的处理或再加修理应用,这些物资积压在仓库内,用的部门亦不知道,仍向外面购买,一方面浪费,另一方面放长时间就会损毁不堪应用,使国家财产遭受很大的损失。同时,医院由于房舍的缺乏不够应用,各部门的仓库有的狭小,不够容纳所有的物资,有的不适合作为仓库之用,因此使物资遭受不应有的损坏,使财产受到不应有的损失,更由于仓库的狭小分散,使物资不能集中管理,因此到处存放,造成混乱现象。②

在医疗业务方面,院系调整初期,无论门诊还是病房都还存在一些尚待解决的问题,比如门诊制度尚不完善,"三长一短"的现象仍未消除,收款划价的手续需要简化,需要解决复诊全面预约制、收款划价统一制的问题。个别医护人员态度强硬,作风不好,缺少为人民服务的精神。在病房工作中,

---

① 《山东医学院医院1952年人事工作总结》,1952年12月,5-1952-02H1-001,齐鲁医院档案室藏。

② 参见《资产清查工作总结》,1954年1月,5-1953-02H1-11,齐鲁医院档案室藏。

各级医师之间职责不够明确,领导与被领导之间的结合不够,在工作中缺少请示报告制度,布置下去的工作缺少检查,对病人的处理不够及时,缺乏高度的工作责任心。病房管理混乱,科主任负责制没有得到改进,医疗与护理常规没修正统一,业务工作尚未完全进入正轨。医疗事故时有发生,如打错针、开错药、送错病人、开错饭。更严重的是工作不负责任现象较为严重,如病人掉下病床碰破了头,让病人坐便盆一连几个钟头没人过问,因护理不当致使病人得了褥疮,对于病孩的喂饮工作不遵从常规,差点呛到孩子。病房卫生工作亦有不足,比如病房里有虱子,存在传染疾病的隐患。部分护士的思想认识水平和服务意识也有待提高,比如,有的护士服务态度不够和蔼,甚至有讽刺谩骂病人的现象;有的护士不服从工作调动,存在抵触和消极对抗情绪;有的护士认为护士工作是老一套,工作没有出息,因此好高骛远,不安心工作,在护理常规方面的学习与钻研不够等。[①] 上述种种问题的存在,削弱了齐鲁医院的工作效能,影响了医疗资源的合理利用,也恰恰表明了医院进行全面改革的必要性。

二、齐鲁医院的全面改革

（一）在政治上,通过学习苏联、"全盘苏化"站稳政治立场

为响应"向苏联学习"的国家号召,齐鲁医院组织了政治学习、俄文学习和业务学习等多种学习活动,让员工摆明了自己的政治立场,实现了员工的思想转变。首先是政治学习。组织医院员工进行定期的政治学习,增加对社会主义制度优越性的认识。针对部分员工存在唯心主义思想认识的状况,1953 年上半年特地组织医院职工学习苏联心理学家巴甫洛夫的学说理论,下半年在医院中心组的领导下进行了系统学习。通过学习,医院职工开始以巴甫洛夫学说为科学的主导思想来批判存有的机械的唯心的非科学思想,扭转了过去对苏联的不正确的看法,端正了工作态度。其次是俄文学习。在学习苏联政治理论的同时,全院上下也掀起学习俄文的热潮,1953 年

---

① 参见《山东医学院医院 1953 年工作总结》,1954 年 1 月,5-1953-02H1-03,齐鲁医院档案室藏。

上半年,大部分工作人员都以极大热情参加了业余俄文学习,并且抽出专门人员参加俄文速成学习班。1954 年又组织护士长参加了俄文班学习。① 最后是业务学习。1953 年以来,在卫生部的倡导下,医院学习与推广了苏联医学专家发明的组织疗法②、睡眠疗法③、无痛分娩法及角膜移植术等新技术,同时在业务体制上全面借鉴苏联医院管理经验。在组织疗法方面,1953 年,齐鲁医院埋藏手术较前一年增加了 23 倍,扩大了供应面,共行埋藏 12438 人次,自应疗法及服片剂 1550 人次。组织液年产量 68000 支,效果在 70.4% 左右,感染率由 5% 降至 3%,到年底已至 0.3%。④ 在睡眠疗法方面,医院第一次做了 25 例,其中湿疹 1 例,已痊愈;神经衰弱 11 例、消化性溃疡 6 例、胃神经官能症 2 例,治疗皆有一定效果;高血压 2 例,见轻;出血性紫癜 1 例,又复发。通过临床上的观察与实验,医务工作者对睡眠疗法增加了不少信心与启发,更加坚定了学习苏联的信念。在无痛分娩法方面,医院采取多项措施大力推广,其有效率约在 92%。一名产妇体会到无痛分娩的好处后,心存感激,主动向其他产妇宣传:"现在的社会没有假事,苏联的方法是实事求是,人家不管用也不会传到咱中国来。"⑤自 1954 年 6 月起开始学习苏联的保护性医疗制度理论,后来因学习宪法中断一个月的时间,自 8 月继续学习,至 10 月开始在各病房实际推行保护性医疗制度。以科主任负责制为基础,

---

① 参见《1954 年护理方面年终总结》,1955 年,8-1955-02H1-008,齐鲁医院档案室藏。

② "组织疗法"是 1933 年苏联医药科学院院士费拉托夫发明的一种医疗方法。他采用冷藏角膜移植的方法,大大提高了眼角膜移植的成功率。受此启发,他提出一种假说:一切从活体上分离开的组织,一旦被置于对生存很不利的环境下(如冷藏环境),组织内会产生一种新的非特异物质帮助组织生存下去,该物质即抵抗素或生物性刺激素。如果把这种抵抗素移植到人体内,将有利于提高病人的身体机能,进而达到治疗效果。该理论受到苏联政府的高度重视和大力推崇,被认为是社会主义阵营科研领域的一大创举。组织疗法在解放战争末期传入我国,并在 20 世纪 50 年代获得大力推广,从国家层面的政治宣传到学术权威,都认为这是论证社会主义优越性的医学发现。50 年代末,随着中苏关系趋冷,组织疗法逐渐销声匿迹。参见张会丽:《建国初期组织疗法推广运动研究》,《广西民族大学学报》(自然科学版)2018 年第 1 期。

③ 20 世纪 50 年代初,苏联医务工作者根据巴甫洛夫学派的保护性抑制学说和皮质内脏相关学说的理论,在临床上开展了睡眠疗法,在我国也风行一时,20 世纪 50 年代后期,曾演变为人工冬眠疗法,现已少用。

④ 参见《山东医学院医院 1953 年工作总结》,1954 年 1 月,5-1953-02H1-03,齐鲁医院档案室藏。

⑤ 《无痛分娩推行概况月终总结》,1953 年 5 月,5-1953-02H1-008,齐鲁医院档案室藏。

成立了医护工大组，在大组内又组织了检查组与宣传组，重点实行清洁、肃静。保护性医疗制度施行以后，病房情况大有改变，之前病房里声音很大，拉胡琴声、唱歌声、谈笑声、麻将声、叫喊声等各种声音非常嘈杂，自执行后，先开了工休座谈会交换意见，说明了执行保护性医疗制度的目的主要是为了病员的利益，使病员安静休养，早日痊愈。对病员宣传后，得到了病员的普遍理解和拥护，噪音逐渐减少。清洁卫生工作也大有进步，全体医护工人都行动起来，进行了彻底的卫生大扫除，消除了感染和传染的隐患。[①]

医院组织参与的各种向苏联学习活动，不仅仅是考虑到苏联医学技术水平整体高于中国的现实状况，更是一种意识形态站队和政治表态。就全国各地医院广为流行和备受推崇的各种苏联新疗法而言，像组织疗法和睡眠疗法等所谓体现"社会主义制度优越性"和"社会主义阵营科研创举"的新技术的效果显然是被夸大了的，它们均在 20 世纪 50 年代末随着中苏关系破裂而销声匿迹。

（二）在管理上，通过行政体制改革提高了运行效率

在业务领导方面，1953 年初，医院临床各学科主任、副主任尚未确定，极大影响到医疗工作的开展。为此，山东省卫生厅迅速批复了医院关于各科负责人的报告，任命张炜逊兼任小儿科主任，傅曾矩任小儿科副主任；苏应宽兼任妇产科主任，高学良任妇产科副主任；赵常林兼任外科主任，刘福龄任外科副主任；高学勤任内科主任；尤家俊任皮肤科主任；孙鸿泉任耳鼻喉科主任；孙桂毓任眼科主任；张光薄任牙科副主任；刘蕙芳任放射科副主任。[②] 由此，各业务科室领导体系基本健全。在行政领导方面，由于行政领导核心和领导人员缺乏，在医院的强烈要求下，1953 年 5 月，山东医学院派来了一个院长，9 月又派来了两位院长和几个干部，情况有些好转。[③] 在医院

---

① 参见《1954 年护理方面年终总结》，1955 年，8-1955-02H1-008，齐鲁医院档案室藏。

② 参见《关于赵常林等 11 人任临床各科主任、副主任的报告》，1953 年 1 月 24 日，A034-01-099-002，山东省档案馆藏。

③ 参见《山东医学院医院 1953 年人事工作总结》，1954 年 1 月 6 日，5-1953-02H1-001，齐鲁医院档案室藏。

行政会议上,先后于 9 月 11 日和 10 月 9 日通过了各行政单位值夜班制度[①]和行政部门轮流值班制度[②]。在机构设置方面,医院于 1953 年新设了部分机构,下设医务室、病人服务处、急症室、血库、总务科、组织部、住院处、挂号处、耳鼻喉科、皮科等多个部分,有力地保证了医务工作的进行。在管理制度的制定上,医院在 1953 年制定了病人入院细则、病人探视制度、医院收费标准、工作人员请假休假制度、人事工作细则、来往人员登记表、干部鉴定表、录用人员的制度手续、每天的工作日记、值班制度、工作的总结报告与请示制度和全体工作人员统计制度、档案管理等制度。[③] 特别是针对病房护士的工作改革取得显著效果,取消了过去凌乱的派班办法,实行了连续三八制度及轮班制,提高了病房护士长的责任心。

与此同时,通过严格落实请假休假制度,医院员工自由散漫的工作状态得到很大扭转。齐鲁医院根据上级的指示,自 1953 年 4 月开始休假,7 月根据上级的指示作了修改,10 月又根据上级的指示停止了休假。休假以不妨碍医院正常运转为前提,由各单位自行调整,医护人员轮流休假,绝大部分人均享受到了休假待遇,对保持工作人员的身心健康起了一定积极作用。医院安排专门人员对请假休假制度进行管理,定期对有关数据进行汇总和统计。在上级指示下,对于 1948 年以后参加工作、请假过多的工作人员进行扣薪处理。关于请假与扣薪的情况统计表见表 5.4 和表 5.5:

表 5.4　1953 年齐鲁医院请假统计情况

	人数 (名)	事假 (次)	产假 (次)	婚假 (次)	农假 (次)	旷假 (次)	病假 (次)
大夫	23	80	112	7	—	—	706
护士	95	128.5	957	25	16	9	2288.5

① 参见《山东省立第二医院第二十次行政会议记录》,1953 年 9 月 11 日,5-1953-02H1-02,齐鲁医院档案室藏,第 67 页。

② 参见《山东省立第二医院第二十三次行政会议记录》,1953 年 10 月 9 日,5-1953-02H1-02,齐鲁医院档案室藏,第 67 页。

③ 参见《山东医学院医院 1953 年工作总结》,1954 年 1 月,5-1953-02H1-03,齐鲁医院档案室藏。

续表

	人数 （名）	事假 （次）	产假 （次）	婚假 （次）	农假 （次）	旷假 （次）	病假 （次）
技术员	8	7	56	—		—	792
职员	28	81	281	3	3	—	1102.5
工人	49	91	56	18	—	8	1660

资料来源:《山东医学院医院 1953 年人事工作总结》,1954 年 1 月 6 日,5-1953-02H1-001,齐鲁医院档案室藏。

表 5.5　1953 年齐鲁医院请假扣薪情况

	扣薪人数	天数
大夫	1	60
护士	10	1420
技术员	2	450
职员	2	240
工人	9	551

资料来源:《山东医学院医院 1953 年人事工作总结》,1954 年 1 月 6 日,5-1953-02H1-001,齐鲁医院档案室藏。

（三）在业务上,通过完善医疗制度提升医疗水平

院系调整结束后,齐鲁医院迅速稳定了医疗秩序,通过完善医疗制度、提高护理水平等各项举措,使医务工作快速走向正轨。到 1953 年底,各项数据已呈现出快速增长的态势,门诊人数达 178856 人次,创下有史以来最高纪录,较 1952 年增加 7 万余人次,较 1948 年增加三倍还多,平均每日门诊数为 741 人次。1953 年 1～11 月,共收治入院 3665 人次,出院 3617 人次,较前一年住院人数有较大增长,较 1948 年增加近两倍,平均住院日为 17 天,病床利用率为 99.1％,病愈率为 71％（上半年为 58.5％）,死亡率为 6％（1952 年为 6.2％,1948 年为 6.8％）。[1] 这些数据都表明,改革调整之后的齐鲁医院不

---

[1]　参见《山东医学院医院 1953 年工作总结》,1954 年 1 月,5-1953-02H1-03,齐鲁医院档案室藏。

仅顺利实现了过渡和转型,而且已经进入快速发展的新轨道。

在门诊管理方面,先后改进或规范了若干项制度,如小票挂号制,内科、耳鼻喉科的初复诊预约制,内科、儿科的病房门诊分工制,等等,开设了急症室,加强了门诊工作,减少了病人麻烦,初步克服了混乱现象。在病房管理方面,1953年9月起,建立了科主任负责制,加强了医护间的团结,建立了护士业务学习制度。病房工作分组后有专人固定于病房,带领实习大夫进行工作,及时处理病房里的问题,这是对之前病房管理制度的改进。此外还研究解决了病人休息不足的问题,通过改进护理方式,延长了病人的睡眠时间。在加强流转方面,医院做了不少的工作,特别是妇产科能在院外使病人做好准备,缩短其住院时间,儿科、外科更扩大了医疗范围,将因病床限制不能收治的病人安排住在其他医院,在本院做手术,去他院疗养,解决了病人住不上院耽误治疗的问题。护理人员的敬业精神逐步提升。如七八月病人增多,病房区走廊里都加满了病床,护士人手短缺,曾有护士同志主动提出暂不休假以克服人少事繁的困难。对于慢性病卧床病人,护士定时帮助翻身,每两小时换一次敷料,很好预防了褥疮的发生,护理病人态度和蔼,得到了病患及家属的充分肯定。医护人员还积极开动脑筋,利用现有器具进行发明创造,为病患提供便利服务。一位大夫为了解决病房缺少吸引器问题,用一个瓶子、一根旧橡皮管、一个脸盆自制简易吸引器,使病人得到妥当的治疗。三南病区的工人将破旧药车改装成便盆输送车,解决了因来回跑、耽误病人使用的问题。① 各项医疗制度的逐步确立和完善,推动齐鲁医院的医疗水平不断提升。

(四)在待遇上,通过定薪评级、提高福利提高职工积极性

在职工福利方面,1953年,国家对工作人员实行了公费医疗,医院为职工办理了公费医疗卡,为医院职工提供全面的医疗保障;对于那些家庭负担较重、家境贫困、无依无靠的死亡职工,也进行了特别照护与安置。1953年一年内医院有两名工人死亡,均符合贫困和无依无靠的条件,为此医院提供

① 参见《山东医学院医院1953年工作总结》,1954年1月,5-1953-02H1-03,齐鲁医院档案室藏。

抚恤费近 300 万元,这对本院工作人员与外部社会的影响都是很大的,甚至被部分职工认为是原教会齐鲁医院与现在省立二院的最大区别,代表着旧社会与新社会的根本不同。同年,医院建立了贫苦家属的经济补助制度。医院研究成立了家属补助委员会(后改为抚保委员会),第一次补助经过动员报告、小组讨论、自报公议等程序进行评定,以后再经委员会审查确定,又张榜公布,最后确定补助 40 余人,补助金额共计 590 万元,多子女补助 8 人(半年)计 168 万元,供给 758 万元,基本上贯彻了困难者补助、不困难者不补助的原则。该措施帮助家庭困难员工解决了很大的问题,也使得他们能够安心工作。①

在定级评薪工作中,随着 1952 年 11 月山东医学院评薪工作的启动,医院方面也在同步进行。由于这一工作涉及全体员工的切身利益,医院高度重视,提前做了大量的准备工作,成立了评薪工作委员会,客观分析了该工作中可能遇到的各种有利因素和不利因素,最终制定了详细的定级评薪工作计划,部分重要内容引用如下:

山东医学院教学医院评薪工作计划②

兹接上级评薪工作指示后,至今已有月余,经过我们反复的研究讨论,并做出过几次的计划,但工作的复杂性、工作的忙乱以及其他各种原因一直拖至现在。因此,评薪工作的时间是非常短促,任务也是非常艰巨和繁重,我们必须把这一工作当成当前的一个政治任务来完成,为了更慎重地把此工作做好,特作出下列的计划。

第一阶段是准备工作。(略)

第二阶段的工作大体准备七天至十天,要求基本上结束。

1.动员学习,星期一(即 12 月 1 日)动员,星期二、三(即 12 月 2、3 日)两天每天最长两个小时的时间进行座谈学习,达到初步的掌握评薪的意

---

① 参见《山东医学院医院 1953 年人事工作总结》,1954 年 1 月 6 日,5-1953-02H1-001,齐鲁医院档案室藏。

② 《山东医学院医院 1952 年人事工作总结》,1952 年 12 月,5-1952-02H1-001,齐鲁医院档案室藏。

义及评薪的原则。所谓评定等级的原则,主要是根据德才评定其等级,资历作为参考,德的要求是政治立场坚定,服从组织,遵守纪律制度,爱护病员,工作认真负责,作风正派,忠诚老实,联系群众,努力并虚心学习,能批评与自我批评。才的要求是树立技术标准,根据这个原则开展批评与自我批评,树立正确的态度,经过初步的学习提高思想与觉悟,以便于顺利的进行,为评薪工作扫清道路,这是做好评薪工作的主要关键。

2.根据大家的座谈和提出的问题,再请领导上作一次报告与解答,使大家进一步了解评薪的意义和更好地掌握原则,同时将评薪的标准向大家传达(时间是星期三晚上),星期四、五每天一两个小时再进行座谈学习,以便正确地树立标准。

3.评定是以领导提出、群众讨论、领导与群众结合的方式进行的。星期五将初步评定的意见提交各组讨论,星期六和星期日两天要全部评完,并将不同的意见和理由提出交评议小组研究提出意见。8日召开委员会研究,适当地、合理地进行修改,并将表填好,送交上级审核批准。在这一系列的工作进行中,委员会可以根据需要随时召开。

4.委员会分工:邢山、郭令开负责办公室工作,并负责参加职员组。

(1)大夫组由张振湘、孙桂毓、孙鸿泉、张光传、米嘉祥、仝献昶、祁仁铎等人负责;

(2)护士由王志先、谢纯瑶、郭景叶、江雪虹、赵爱梅、胡惇五、吕文兰等人负责;

(3)职员组由赵继昌、刘杰民、孙乐武、胡春光、杨志彩等人负责;

(4)工人组由王其昌、李树和、张英康、李其昌、李智、刘元兴、李福恩等人负责。

第三,评薪的有利与不利条件及可能发生的问题。

1.有利的条件

(1)有上级的明确指示和其他部门的经验;

(2)经过一系列的政治运动,工作人员在政治上均有提高;

(3)有各种进步的组织与积极分子的保证;

（4）医院的医务工作者均系正规学校毕业的，不复杂。

2.不利的条件

（1）过去的薪金确定得极不合理，时高时低的现象较为严重；

（2）有些人的觉悟还不够高；

（3）薪金关系到每个人的切身利益，弄不好很易发生问题，闹情绪和不安心工作；

（4）领导力量不够强，没有经验。

3.可能发生的问题

（1）互相攀比，互相抬高，私人感情，不比工作光比薪水；

（2）个人虚荣，好人主义，展不开批评与自我批评；

（3）掌握不了标准，不是偏德就是偏才，或者光比资历比地位；

（4）防止对自己无关，知不对也不去过问，跳在运动的圈外，无所谓的态度；

（5）平均主义，互不负责。

根据评薪计划，医院从 12 月 1 日起着手学习文件，宣传动员，至月底初步完成，基本达到了预期的效果。据医院人事科统计，80％以上的人评价合理与满意。本次定级评薪，基本上坚持了德才兼备、资历作为参考和按劳取酬的原则，合情合理地解决了薪金畸高畸低的现象。从薪金评定的结果来看，医护人员的收入都有所增加，工作积极性大大提高。有的护士过去工作表现很不好，这次评级后，主动说："上级这样照顾我，再不好好干，真对不起政府。"因此在工作态度上大有转变，病员评价也好了。有的大夫说："过去每个月都得欠债，孩子们的衣服都是朋友捐助的。这次评级后，不但不用借债，而且可以把过去的债都还上了，以后再也不用发愁了。"并且表态，今后一定好好钻研新的科学，好好为学生和病人服务。评薪过程中，医院专门召开了病员、大夫、护士、工人联欢晚会，加强了工医之间的团结。[①] 有病员特

---

① 参见《山东医学院医院 1952 年人事工作总结》，1952 年 12 月，5-1952-02H1-001，齐鲁医院档案室藏。

地送来锦旗,向医院工作人员表达感谢和鼓励,这些都使医护人员备受鼓舞。

美中不足的是,少数工人对评级结果很不满意,认为解放了应当提高工人地位,对薪金期望较高。在座谈会中,有些工人对自己的评价太高,说自己德才均好,具有纯粹的无产阶级思想,并且工作内容又多又累,理应在薪金方面有所体现。但是公布之后的评级标准规定,勤杂人员是二五级到二九级,属于医院收入最少的级别。为此,个别工人和护士表示不满,有的极端分子到处组织活动,散布不满情绪。越是那些平日工作不好的,往往闹得越凶。面对这种情况,医院加强了共青团方面的领导力,召开了积极分子会议,把人数不多的团员积极分子组织起来,充分发挥他们的带动作用,并在员工中作了补充报告,重申了中央决定和文件精神的正确性,丝毫不容动摇和怀疑。① 最终,评薪工作虽然比计划时间延长了一个星期,但也顺利完成。

(五)在人事上,通过晋升奖惩营造比学赶超的良好氛围

医院人事科于1953年9月修订了《山东省立第二医院人事工作细则》,对医务人员和后勤人员的晋升奖惩做出了具体规定。在医务人员晋升方面,根据"德才兼备"的原则,1953年医院由住院医师提升为主治医师的9人,由护士提升为医士的2人,由助理员提升为护士的4人,由护士提升为护士长的4人,由工人提升为办事员、技术员、护理员的9人,晋升人员累计28人,其中有党团员4人。② 在医院后勤工人晋升方面,积极开辟通道,为工人实现向上的社会流动提供机会。据医院档案记载,有的业务部门工人因工作时间较久,掌握了一定的专业技术,因而不甘心打扫清洁与擦地板,致使在对其工作的领导上发生了困难。为此,医院做出以下决议:"(1)工人应以其本身工作为主,在完成其本身工作而有空余时间可以学习技术;(2)具有掌握一定技术能力之工人,够得上德才兼备的条件,应予提拔;(3)虽有技术

---

① 参见《山东医学院医院1952年人事工作总结》,1952年12月,5-1952-02H1-001,齐鲁医院档案室藏。

② 参见《山东医学院医院1953年人事工作总结》,1954年1月6日,5-1953-02H1-001,齐鲁医院档案室藏。

能力,但在政治条件上还不能提拔的工人,其工作范围应由各单位负责人,就其实际情况自行掌握。"①根据该决议,一部分德才兼备、掌握了一定专业技术的后勤工人得到了提拔晋升,这些人被提拔后工作都比较积极热情,特别是在工人群体中打破了他们之前持有的"工人没有出息"的悲观论调,工作更有奔头和积极性。医院还把数名工作表现较好的工人调到技术单位,有目的地进行培养和储备,在医院形成了很好的示范效应。

在奖惩工作方面,医院在转型初期主要是根据人民来信和处理医疗事故的情况酌情处置。医院为了做好人民来信处理工作,1952 年专门组织成立了人民来信处理小组,由王少芬、于自明、艾力、宋少陵、邢山 5 位同志组成,于自明同志任组长。② 1953 年 1~8 月,医院收到人民来信 363 件,其中包括询问性事项 139 件,批评性事项 136 项,建议性事项 87 件,表扬性事项 1 件。③ 特别自 1953 年 5 月"三反"运动之后,人民来信数量急剧增长,成为推动医院工作不断完善改进的重要机制。1953 年,一名工人因强奸幼女被移送法院,开除公职。医务人员方面,有大夫一人、药剂员一人、护士一人因工作不够细致造成了比较严重的医疗事故,均受到记过处分。还有一些是根据人民来信,配合有关部门进行处理的,对于情节和后果不严重的,免予正式处分,大部分采取批评教育、大小会议检讨、当众念检讨书等方式达到教育目的。在合理惩戒的同时,不忘合理奖励。对表现突出的工作人员进行表彰,如职工饭堂的管理员孙乐武,病人伙房的管理员刘保民、袁克刚等,每个人要独立负责三四百人吃饭,工作确实辛苦,但他们只知埋头苦干,从不发牢骚,受到医院的表彰和肯定。根据上级的指示,4 名大夫因为俄文成绩优良,获得工资上涨 5% 的鼓励。④ 多措并举、奖惩结合的"组合拳"在医院营造了奖励先进、鞭策落后的良好氛围,激发了医院员工"比学赶超"的工作

---

① 《山东省立第二医院第十九次行政会议记录》,1953 年 9 月 4 日,5-1953-02H1-02,齐鲁医院档案室藏。

② 参见《山东省立第二医院行政会议记录》,5-1953-02H1-02,齐鲁医院档案室藏。

③ 参见《人民来信》,1954 年,8-1954-02H1-008,齐鲁医院档案室藏。

④ 参见《山东医学院医院 1953 年人事工作总结》,1954 年 1 月 6 日,5-1953-02H1-001,齐鲁医院档案室藏。

热情和上进心。

（六）在经济上，通过资产清查遏制浪费行为

针对医院资产管理混乱、浪费严重的现象，医院于 1953 年初进行了资产清查工作。1953 年 1 月 9 日，资产清查委员会正式成立，随后开会研究了清查步骤与方法，规定了清查日程，按财产的性质分设了 4 个清查小组，分别是药品材料组、医疗器械组、被服装具组和房屋基地家具组，并成立了资产清查委员会办公室，设专人负责指导清查工作。原计划到 1953 年 1 月 25 日清查完毕，一月底各组作出总结表提交上报。结果药品材料组按时完成了任务，房屋基地家具组亦基本完成了任务，但是医疗器械组、被服装具组由于财产种类繁多、物资零乱以及缺乏清查工作经验，直至 2 月 13 日才完成清点任务。参加这次清查工作的有大夫、护士、职员、工人以及学生总共 50 余人，他们都从高度热情的参与感和对祖国财产的责任感出发，不辞劳苦、任劳任怨地积极工作，有些参与者一方面要完成日常工作，另一方面要挤出时间参加清查，在冰天雪夜连续加班到深夜。在清查方法上，以清查小组实地调查为主，由各部门同志协助共同清查，不使财产有所遗漏，清查过的物资随即登记并粘贴标签。[1] 这次清查工作摸清了"家底"，为后期的合理配置和使用打下了良好的基础。

在财产估价方面，原则上，药品材料、医疗器械按照中国医药公司的指导价进行估算，医药公司没有的药品器械则参考过去的价格进行估量；房屋基地聘请专人丈量估价；被服装具以其用布和填料、新旧程度估量价格；家具以其质料、使用情况比照市价估量价值。通过综合运用多种估价方法，最后得出的价格虽不能做到完全准确，但是尽可能地降低了误差。在财产的分类编号和登记方面，由各小组分别研究分类和编号，账簿仍以"三反"时建立起来簿册临时进行登记，待将来有了统一的编号办法再按照规定的账簿格式更换新账簿。[2]

通过资产清查，医院各部门深刻认识到资产管理的重要性，并结合当时

---

① 参见《资产清查工作总结》，1954 年 1 月，5-1953-02H1-11，齐鲁医院档案室藏。

② 参见《资产清查工作总结》，1954 年 1 月，5-1953-02H1-11，齐鲁医院档案室藏。

医院资产管理形势的严峻性,提出了下一步的整顿举措。一是要建设统一的仓库,将部门物资分门别类地集中起来,设专人负责管理,并要求卫生厅拨款修建统一的仓库。二是物资统一采购、集中管理,拟分设药品材料、医疗器械、被服装具、家具四个仓库集中管理,每一仓库设置熟悉财务的工作人员专门负责采购和管理。各部门需用物品,先填领购单交仓库管理人员,如仓库确没有存储,经领导批准后进行购买,物资购到后由仓库管理人员验收集中管理。各部门需用时按照领物手续领用,各部门临时不用的物资亦应随时交回仓库管理。三是改进财产管理登记和检查制度,财产购到后,先由仓库管理人员验收登记,然后由部门填制领物单领取。各部门使用的物品如有移动,应随时报告仓库管理人员办理转移登记手续。物资若有损毁或报废情形,部门负责人应填写物资损毁报废报告单,并说明原因,送报行政领导批准后,交物资管理人员销账。各部门财产推选专人负责管理,如工作变动,必须移交清楚,并以部门为单位建立财产分户账簿,由仓库管理人员定期深入各部门进行检查,如有丢失情形,随时追查责任和原因。四是进行爱护祖国财产的思想教育,使每个同志爱护国家财产就如爱护自己的家一样。[①] 以上举措对全院的资产情况进行了全面的登记造册,初步建立起较为科学的资产管理制度,有效减少了浪费现象,为医院真正快速健康发展奠定了坚实的经济基础。

第四节　明确归属:步入新的起点

从 1952 年 10 月院系调整结束,至 1954 年 1 月山东省政府明确山东医学院和齐鲁医院的有关管理体制的一年多时间里,齐鲁医院虽名义上仍为山东医学院的教学医院,承担了山东医学院大量的临床教学任务,但同时行政上又隶属山东省卫生厅管理,体制上的混乱造成医学院与医院双方都产生不满情绪。

---

① 　参见《资产清查工作总结》,1954 年 1 月,5-1953-02H1-11,齐鲁医院档案室藏。

一、医院承担医学教学任务

调整院系以来,作为山东医学院的教学医院,齐鲁医院承担着大量的教学任务。1953 年医院工作量加大,授课对象由之前的 240 人左右增加到 1500 人左右,由之前的 3～5 个班增加到 20 多个班。医院在做好日常医疗工作的同时,也面临较大的教学压力。

(一)临床教学工作。1953 年,医院在医学院的领导下,组建了临床各科教研室(与省立医院一起),研究与改进了教学工作,普遍修订了教学大纲,改进完善了见习制度,如内科创立了见习门诊,眼科根据学生的具体情况制定了见习计划,设专人负责领导,加强了实践教学环节。在授课方面,妇产科采取了脱产授课,儿科采取分段授课等方式,一方面便于集中教学力量,另一方面也便于对同学们提供课外辅导。尤家骏院长为了确切掌握学生的学习时间,晚间备课时看着钟表。有的外科大夫为了备课完全牺牲了自己的休息时间,有的大夫晚间做了一夜的手术,第二天又照旧上课。在教材方面,对于那些陈旧的、已经过时的教学材料进行了专门清理,尽量采用最新、最前沿的医学观点和治疗方法。① 在临床教学方面虽然取得一定成绩,但也存在一些问题,比如,对苏联学习不够而缺少新的材料,平时与学生联系的比较少,缺乏对学生思想情况的掌握,在贯彻爱国主义教育方面尚有不足,等等。

(二)对于实习大夫的培养工作。1953 年,从齐鲁医院实习毕业出去的学生共 65 人,较解放前的最高记录增加 4 倍,且当时正在培养的还有 70 人(该人数包括外来师资培养人员)。各个科室对于培养实习大夫工作都高度重视,新制定或修订了培养计划,进一步明确了对于实习大夫的要求,均能按照培养计划提供相应培训,确保学生毕业后有能力独立开展诊疗工作。内科、妇科等科室建立了实习大夫考核制度,内科、儿科等建立了代理住院大夫制度,其培养目标是使部分实习大夫在本科实习一定时间后能够代理

① 参见《山东医学院医院 1953 年工作总结》,1954 年 1 月,5-1953-02H1-03,齐鲁医院档案室藏。

住院医师的工作,这就需要在实习期间着重培养与锻炼他们独立工作的能力。另外应当指出的是,实习大夫培养工作还存在一定不足,比如有的科室对实习大夫培养工作不够重视,对实习计划的落实缺少检查,对实习大夫的要求不够严格,甚至过于客气,对实习大夫的工作缺乏督导,对实习大夫的教育还未脱离"师傅领进门,修行在个人"的传统教育方式,特别是经验丰富的主治大夫以上人员与实习大夫的联系较少。这些缺陷与不足亟待完善。

（三）对于进修生的培养工作。仅 1953 年一年,医院接收了两批进修生训练任务,第一批 8 人,第二批 5 人,共计 13 人。进修生多系在职干部调训的,具有一定的业务能力,但缺少理论基础。医院接到培养进修生任务后,立即安排各科室制定进修计划,一方面让进修生在主治医师的直接指导下从事病房及门诊工作,提高技术操作能力和业务水平;另一方面让进修生随堂听课,提高他们的理论水平。据到儿科进修的郎德衍大夫自己介绍,初来齐鲁医院时,对于儿科方面的情况根本不懂,进修之后,大概地知道了耳科的基本理论,并具备了独立工作的能力。在内科进修的李大夫评价说,在此进修半年比在卫校两年收获还多。虽然培养进修生工作获得了进修生们的普遍认可,但也有改进的空间。提交上来的有关进修生的个人介绍材料不详尽,医院对于进修生的水平缺少充分了解,不能有针对性地提供培训服务;部分参加进修的人选不当,基础过差以至于完不成进修任务提前退出;有关进修生的培养计划不够周密,培养目标与要求不够明确,培养过程缺乏监督和评估;等等。[①] 虽然进修人员培训工作存在一些困难和问题,但是进修制度存在的意义显然是得到各方认可的,有利于提升基层医务工作者的诊疗能力,缩小不同医院之间的水平差距。

（四）对于护理人员的教学培训工作。1954 年 3 月 16 日起,接收来自济南护士学校 35 名实习学生,将他们分为 6 组,并安排到医院各病房实习,在内科、外科、小儿科、妇产科轮岗共计 16 周。学生到来之前,医院召开动员会,要求各科在接受护校学生实习时,注重理论结合实际,培养学生的独立

---

① 　参见《山东医学院医院 1953 年工作总结》,1954 年 1 月,5-1953-02H1-03,齐鲁医院档案室藏。

工作能力,护士长要重视对学生实习工作的指导。学生来了之后,各病房都派出专人带领工作,最后顺利完成了教学计划,取得了良好的实习成绩,不少学生平均分都达到 80 分以上。除此之外,医院还接收了 34 名来自康复医院的外来进修护士。他们因未进过正式护理学校,理论基础很差,文化程度偏低,培训难度较大,医院按其进修时间的长短,布置到各病房及手术室、供应室等单位进行临床实际学习,学习目的是让他们熟悉业务,操作正规,掌握技能,提高他们的护理水平。[①] 从进修者的反馈来看,培训效果得到了多方肯定。

齐鲁医院作为承担各地医生进修任务的重要载体,一方面说明医院依然是山东省优质医疗资源的集合体,继续发挥业务带头和辐射带动作用;另一方面也说明,医院在转型过渡时期面临新挑战,迫切需要继续转型、深化改革、完善制度来应对新问题。比如,医院行政会议曾就实习大夫、进修生因操作不当,发生多次损毁化验仪器设备事项进行讨论,形成了以下决议:"1.实习人员损坏了东西,提到医学院解决;2.外来进修人员及本院工作人员损坏了东西时,由各科根据物品新旧与具体情况评价赔偿;如情节严重,则由各科报告行政,予以批评或处分。"[②]随着各项制度的陆续建立和完善,齐鲁医院在承担医学教学、培养医学人才、提升医务人员水平等方面的重要作用不断得到巩固和提高。

二、明确隶属与管理关系

为解决山东医学院与齐鲁医院(省立二院)的关系矛盾,1953 年下半年,卫生部与苏联专家共同检查了山东医学院与省立第一、二医院,指出了山东医学院存在的几项主要问题,并提出许多指导性意见。苏联专家认为山东医学院存在三个方面的主要问题:一是政治领导薄弱。医学院党委没形成核心领导,党内外政治空气淡薄,并存有普遍的不团结现象。除课堂讲课之

---

① 参见《1954 年护理方面年终总结》,1955 年,8-1955-02H1-008,齐鲁医院档案室藏。

② 《山东省立第二医院第二十三次行政会议记录》,1953 年 10 月 9 日,5-1953-02H1-02,齐鲁医院档案室藏,第 67 页。

外,没能按照学生的思想发展规律有计划地在五年之内逐步解决些具体思想问题,也没能有计划地调查了解学生的政治历史情况。学生的政治空气淡薄,劳动观念很差,风气很坏。二是临床授课的质量太低。由于医学院对两个医院不能统一领导,对担负临床课的大夫领导力很弱,医院对教学工作支持不够,教学研究组除妇产科较好外,绝大部分都形同虚设,有的科室因为大夫之间的相互不服气,连会也开不起来,勉强开起来也是不欢而散。临床教学无计划无准备,尤其没有很好地学习苏联,旧的医学观点仍普遍存在,业务课不能贯彻政治观点的教育。三是山东医学院与地方医疗任务之间的关系问题。卫生部和苏联专家最后建议,省立第二医院可以直接归医学院领导,省立第一医院行政上归卫生厅领导,仍为教学医院。①

根据中央卫生部和苏联专家的意见,山东省卫生厅于1953年年底向省政府就山东医学院与省立医院的关系问题作了专门汇报,并提出如下改进意见:

> 一是统一山东医学院与省立一、二院的领导。拟请另派一名副厅长兼任医学院院长,统一医学院与省立一、二院的行政领导,省立一、二院对外名称不变,对内完全改为医学院的附属医院。一切财务、人事、医疗,统由医学院统一管理,三个单位成立统一的党委,下设三个总支,统一党的领导,该党委会归省级机关党委或市学校党委均可。二是省立一、二院的大夫要把教学人员与非教学人员分开,教学人员归医学院教学编制,分别参加各科教学研究室,在保证做好医疗工作的基础上,加强教学研究工作。非教学人员主要是搞好医疗工作,克服每个大夫皆牵扯医疗教学而造成的忙乱现象,使教学与医疗工作各有专责,提高教学与医疗工作的质量,同时,还可以抽出一部分大夫加强其他医院的工作。②

---

① 参见山东省人民政府卫生厅:《关于山东医学院与省立医院的关系问题》,1953年11月24日,A034-01-116-002,山东省档案馆藏。

② 山东省人民政府卫生厅:《关于山东医学院与省立医院的关系问题》,1953年11月24日,A034-01-116-002,山东省档案馆藏。

在详细调研了解的基础上,山东省政府于 1954 年 1 月首先下文,进一步明确了山东医学院的归属管理问题。文件规定:"山东医学院由本府管理。兹决定自 1954 年 1 月份起实行。其日常行政管理由本府卫生厅具体负责,在教学方面可由本府教育厅协助卫生厅负责指导。"①紧接着,又进一步明确了省立二院作为其附属教学单位,行政上归医学院管理。至此,医院从行政归属和管理体制上正式得以明确,开启了新的发展征程。

小　结

新中国成立之初,采取的是"坚决倒向社会主义阵营这一边"的立场,在只有苏联经验可借鉴的情况下,我国采取以苏联为师的方针,移植苏联模式。在教育方面,按照苏联高等教育集权管理、高等教育国有体制和高度分工的专门教育体系,构建中国的高等教育制度。按照欧美体制建立的"齐鲁医学"与此相去甚远,需要进行大刀阔斧的改革。1952 年全国范围内的高等院校院系调整,将齐鲁大学及其附属医院彻底转变成与新中国社会性质相适应的高等院校和医疗机构。

齐鲁大学不同院系分别被合并到南京、济南等地的不同院校中。其中,齐鲁大学医学院与原山东医学院合并为山东医学院,包括原医学院医本科、药专科及理学院药学系;齐鲁医院则随同齐鲁大学医学院,与原山东医学院合并,成为山东医学院附设教学医院;齐鲁大学医学院与齐鲁医院相关师生、设备等也一并归入山东医学院。新的山东医学院在调整初期,在教学检查整改、学习苏联、薪金改革、制度改革等方面采取了一系列措施,使教学工作步入了正轨;对于齐鲁医院,则通过完善制度、干部选拔配备、定级评薪等系列改革,使医院运行步入正轨。

---

① 山东省人民政府:《关于山东医学院归属管理问题的通知》(鲁办[53]字第 4194 号),1954 年 1 月 15 日,A029-01-349-001,山东省档案馆藏。

结　语

教会医学作为中国近现代史上随着西方教会进入中国传教而出现的特定历史时期的产物,从19世纪初期产生,到20世纪50年代转型消失,走过了一段崎岖波折的历程。"齐鲁医学"不仅是齐鲁大学的招牌专业,而且也是山东教会医学的杰出代表。狭义上的"齐鲁医学"以齐鲁大学医学院和齐鲁医院为主体,广义上的"齐鲁医学"不仅包括齐鲁大学医学院和齐鲁医院,也包括齐鲁大学附设麻风病院、齐鲁医院附设护士学校等附属医学教育培训和实践机构,在山东地区现代医学知识传入、医学人才培养、医院管理制度建立、公共卫生服务提供等方面发挥了重要作用。新中国成立后,"齐鲁医学"虽形式上"消失"了,体制上"分解"了,性质上"转型"了,但其长期积累的办医经验、治病救人的医学本质、博施济众的文化传承、仁心仁术的人文情怀等隐形的优秀精神文化通过诸多的校友和从未消失的医学承载延续至今。

"齐鲁医学"的历史转型,是当时特定历史时期的必然结局。"齐鲁医学"的发展历程是近代山东社会转型的重要见证和组成部分。"齐鲁医学"经历了近代山东社会从晚清、北洋政府、国民政府再到中华人民共和国成立的整个阶段,更与中国各个历史时期的内政外交及社会变动息息相关,它的产生、发展直至转型消亡都是在特定历史背景下教会医学发展规律的表现。

从政治上看,新中国成立之初,"齐鲁医学"在国内存在的政治基础被摧毁了。在中国存在了一百多年的教会医学教育和医疗事业是帝国主义、封建主义和官僚资本主义统治下的产物。新中国成立初期是新民主主义国家,希望建成的是人民民主专政的社会主义国家,这样的社会政治制度决定了要废除旧的医疗教育体制,建立民族的、科学的、大众的新民主主义教育和卫生事业。教会医学不适应新生人民政权的最直接表现就是它培养的人才无法满足新政治制度的需求,新中国需要的是具有马克思主义信念的人才来共同建设社会主义的国家,而教会医学具有浓厚的宗教色彩,培养的人才受西方资产阶级及基督教思想影响颇重。这种人才理念的相悖并不是开设政治课、组织政治教学、进行思想政治教育就可以同化的,想要根除只能取消此类教育模式。因此,教会医学生存的土壤消失了,人民政府对教会医学的改革在所难免。

从经济上看,"齐鲁医学"赖以生存的经济基础发生了根本变化。转型之前,"齐鲁医学"最主要的经费来源为西方多个国家教会机构、慈善组织、各种基金会和爱心人士的拨款。1950年的抗美援朝战争打响之后,美国政府宣布对中国进行经济封锁,冻结中国教会的津贴及公私团体在美国的全部财产;作为反制,中国政府亦发布命令管制美国在华财产,全面接管包括教会大学和教会医院在内的所有机构,由此这些机构开始了国有化进程。对于这一时期的齐鲁大学医学院及齐鲁医院来说,它们经历了非常困难的一段过渡时期。一方面,之前的经济来源渠道被彻底切断,很快就入不敷出,运作经费和学生助学金都受到极大影响;另一方面,新政府财力有限,没办法向所有教会大学进行全额资助,只能分批分时进行。比如,在1951年12月的第一次"国立"运动中,人民政府选择了20所教会大学中的11所进行国有化改革,而包括齐鲁大学在内的其余9所保持私立地位,由地方政府进行财政补助。直到1952年院系调整之后,被分解重组之后的各学院才正式获得公立地位,彻底实现了经济基础的转型。

从国际关系来看,尖锐复杂的国内外斗争环境使"齐鲁医学"难以中立存在。新中国成立初期,新生政权并没有马上接管改造教会大学和教会医院,而是采取"维持现状"的方式,让"齐鲁医学"得以持续运作。这主要出于两个方面的考虑:一方面是因为新生的人民政府尚未与美帝国主义为首的西方阵营彻底决裂,中国共产党不想因为强制接收外国资产而引起美英等国的武装干涉;另一方面,在百废待兴的时期,"齐鲁医学"具有一定的存在价值,客观上具备延续的必要。"维持现状"的存续方式,既不用消耗新政府有限的财力资源,又能继续发挥教育和医疗的社会职能,对于双方而言都是理性而现实的选择。但是朝鲜战争爆发后,新中国与美国为首的"联合国军"正式进入战争状态,国内民众反美反帝情绪高涨,把几乎所有西方产业都视为安全风险与敌对势力。作为西方国家的教育文化产业和历史残留,"齐鲁医学"的存在价值遭到极大质疑,生存环境不复存在,虽然内部进行了极大的改革调整,仍难以逃脱被解体重组这一必然结局。

"齐鲁医学"的历史转型,本质上是去宗教化回归医学本位、去殖民化回收教育医疗主权、去心理矮化恢复民族自信心的过程。近代中国民族危亡,主权沦丧,国运不昌,在中国共产党的领导下,中国人民推翻了帝国主义、封建主义和官僚资本主义的反动统治,彻底收回了国家主权,建立了人民当家作主的新政权。1949 年 10 月 1 日中华人民共和国的成立不同于一般意义上的政权更替,而是意味着在政治、经济、文化、社会各个方面的彻底革命。"齐鲁医学"的产生和发展是中国半殖民地半封建社会的产物,也是近代中国积贫积弱的标志。"齐鲁医学"身上承载的宣教属性、文化侵略属性是难以回避的历史议题,它给部分国人带来的精神震撼和矮化效应更是中华民族实现伟大复兴征程上的心理障碍。"齐鲁医学"转型的过程,说到底也是去宗教化、去殖民化、去心理矮化的过程。

"齐鲁医学"的历史转型,推进了医学初心使命的最终归位。无论是西方医学还是中医,其初心和使命都只有一个,那就是治病救人。被西方医学尊为"医学之父"的希波克拉底提出的《希波克拉底誓言》[①]是希波克拉底警诫人类的古希腊职业道德的圣典,也是西医应当遵守的行业道德准则。中国自古代起,也一直把医学看作"健康所系,性命相托"的神圣职业,"博学而后成医,厚德而后为医"的崇高选择。从某种意义上讲,医学应该是中立的、客观的、超然的,不应夹杂着政治烙印和宗教色彩,但西方医学进入中国的出发点却是宣传基督教福音和扩大西方国家影响。从"齐鲁医学"早期产生过程来看,西方教会正是以医学教育和医疗服务为媒介,借以拓展基督教势力;从对病人的期待来看,拯救灵魂相比拯救身体永远都是更为重要的。

---

①　希波克拉底提出:"我要竭尽全力,采取我认为有利于病人的医疗措施,不能给病人带来痛苦与危害。我不把毒药给任何人,也决不授意别人使用它。我要清清白白地行医和生活。无论进入谁家,只是为了治病,不为所欲为,不接受贿赂,不勾引异性。对看到或听到不应外传的私生活,我决不泄露。"几乎所有学现代医学(西医)的学生,入学的第一课就要学《希波克拉底誓言》,而且要正式宣誓。

"齐鲁医学"在转型过程中,不断推动去宗教化、去西方化的改革,组织师生们充分发挥专业特长,积极参与医疗救灾、疫病防治、社区卫生服务、公共卫生教育等工作,由为教会、为西方服务逐步转化为为人民健康服务、为社会医疗卫生服务,受到社会各界和人民群众的广泛好评。之后,随着与山东医学院的合并重组,彻底消除了教会性质,回归了医学的本来面目。

"齐鲁医学"的历史转型,实现了教育主权和医疗主权回归。从客观历史过程来看,清末,西方列强挟船坚炮利强行打开中国大门,其建立的教会大学、教会医院是相对独立、组织严密的封闭体系,在行政、财政、人事、资质等方面均由西方差会和外籍传教士长期把持,成为"一种特殊的治外法权原则的扩充"①,也是中国半殖民地化的符号。随着中国民族主义意识的觉醒和爱国主义精神的高涨,外国势力对中国教育主权和医疗主权的侵犯日益引发中国知识分子与民众的强烈不满,在"非基督教运动"、要求教会大学在国民政府注册等发生之后,外国势力逐渐衰落。但由于旧中国在军事、政治、经济方面都受制于外人,因此西方势力仍然是包括"齐鲁医学"在内的教会机构实际控制人,中国籍校长和院长徒有虚名、有职无权。新中国成立后,在中国共产党的大力支持下,齐鲁大学通过民主选举产生了以杨德斋为代理校长的新一届领导机构,并进行了大刀阔斧的行政体制改革,无论是齐鲁大学医学院还是齐鲁医院,管理决策权逐步从西方教会手中回收。到1952年底,包括齐鲁大学在内的最后一批教会大学被撤销,新中国彻底肃清了西方教会在华势力,完全收回了教育医疗主权。

"齐鲁医学"的历史转型,提升了师生民族意识与爱党爱国情怀。"齐鲁医学"的师生长期受到西方国家特别是美国影响,对西方文明心生向往,"亲美""崇美"思想严重,缺乏民族自尊心和自信心,心理矮化现象突出。同时,齐鲁大学和医学院管理层与国民党政府交往密切,对国民党政权持同情和支持立场。在人民解放军取得节节胜利,即将解放济南前夕,齐鲁大学医学院主体先暂避南京两周,后南迁福州一年,对解放军和共产党避而远之。回迁济南后的过渡时期,部分师生对于人民政府提出的部分要求不予配合,甚

---

① 蔡先金:《"大学"之名与中国近代大学起源考辨》,《高等教育研究》2017年第1期。

至消极抵制。这种状况成为稳固新政权、稳定新秩序、构建新团结的不和谐因素，必须予以纠正。新时期的"齐鲁医学"通过常规思想政治教育、爱党爱国教育、亲苏学苏教育、思想改造运动等，不断提高师生的思想政治觉悟。抗美援朝战争爆发后，学校又组织了保卫和平签名运动、控诉美国文化侵略运动、驱逐反动外籍教员等活动，使广大师生对中国人民力量的强大与帝国主义本质的脆弱有了进一步的认识，大大提高了民族自尊心、自信心和自豪感。师生们积极响应政府号召，报名参军奔赴前线、参加军事干部学校和抗美援朝医疗队等，这些都是他们民族意识明显增强、爱党爱国精神高度发扬的表现。

"齐鲁医学"的优秀文化基因和医学精神在转型后得以传承并发扬。转型之后，齐鲁大学医学院及其附属医院从组织上、名称上、形式上被改组并消失了，但"齐鲁医学"在近百年间逐渐积淀形成的文化内核得以保留下来。比如，创院初期的"博施济众，广智求真"的医学精神到现在仍是山东大学齐鲁医学院和齐鲁医院师生、医务人员恪守的职业准则。在院系调整过程中，齐鲁大学医学院与山东医学院二者组织文化之间的冲突与整合，也为现代大学合并与重组提供了一定借鉴。在两校合并之前，双方的组织文化都是个性鲜明、历史悠久的，在办学精神、办学风格、管理方式等各方面均有自己的传统特色。合并之后，原有组织文化的各个方面都需要在整合的基础上共同构建新型的组织文化，虽然最终结果是理想的，彼此融合、走向统一的，但是中间的过程是曲折的，此消彼长、互有进退的。这种互相影响和彼此融合，难免会产生文化冲突，但也很容易催生出更加优秀的品牌文化。因为历史上出现过多次整合与重组，"齐鲁医学"在不断的自我革新与调适中形成了特有的坚韧与包容的文化品格，其文化载体时至今日仍然具有很强的生机与活力。山东大学齐鲁医学院和齐鲁医院继承了"齐鲁医学"的文化基因和医学精神，把由悠久历史和文化积淀下来的优秀元素归结、渗透于院训、院风、院规、院歌之中，使之成为了全体医务员工的共享价值观。①

当然，"齐鲁医学"的转型过程也有值得反思和检讨的部分。受当时国

---

① 参见李宁：《推进多校区大学组织文化建设》，《中国高等教育》2017 年第 5 期。

内外形势影响,综合改造的态度过急,节奏过快,步伐过大,导致前期准备不足,中期落实不力,后期效果欠佳。在政治思想方面,声势浩大的思想政治教育和思想改造运动开展得过频过急,甚至影响到正常的医学教育和诊疗服务,难免出现雷声大雨点小、形式大于内容的弊端;思想改造过程中出现的某些过激行为,不仅不能真正达到思想教育和改造的目标,反而造成了更大的离心力和不团结。在经济方面,短时间之内将所有教会大学全部收归国有,加重了国家的财政负担,导致经费紧张、师资紧缺,降低了大学的办学质量。在对外关系方面,全盘反美学苏,全面否定美国一切的同时,全面肯定苏联的一切,不利于对美苏两国优秀经验的同时借鉴,也不利于对美苏两国宝贵资源的同时吸纳。在院校调整方面,短期功利主义和实用主义取向也一定程度上造成了重理轻文,文科专业和人文精神长期不受重视,大学生普遍缺乏想象力、创新性和问题意识。

"齐鲁医学"的产生、发展和蜕变深嵌于近现代波诡云谲的国内外形势中,是教会医学在山东乃至中国于夹缝中求生存、不断调适、持续转型命运的缩影。"齐鲁医学"发展史是山东教会大学史和现代医学史的交汇,在一百多年的历史长河中经过了多个发展阶段。从 19 世纪下半叶狄考文创办登州文会馆源起,历经济南华美医院、共合医道学堂、山东基督教共合大学医科、齐鲁大学医科、山东医学院等不同演化阶段,逐渐发展为包含齐鲁大学医学院和齐鲁医院在内的集医疗、教学和科研于一体的大型综合性医学机构。"齐鲁医学"始终紧跟时代剧变的步伐,通过不断转型来适应内外部环境变化,展现了强大的适应力和旺盛的生命力。新中国成立之后的转型是"齐鲁医学"发展史上最深刻、最全面、最显著的变迁。短短三年时间里,"齐鲁医学"原来的载体不复存在,教会属性永久消失,彻底实现了由教会医学向公立医学、人民医学的历史转型。在近现代山东医学史上,这是一个时代的终结,也是另一个时代的开始。

附录一 "齐鲁医学"部分传教士名录

英文名	中文名	性别	国籍	职务等	所属差会
Annie Scott	史安娜（史安纳）	女	美国	小儿科主任	美北长老会
Arabella S. Gault	高爱瑞	女	美国	内科医师	美北长老会
Arthur Frank Bryson	贝雅德	男	英国	骨外科教授	伦敦会
Coral M. Brodie	步珊珠	女	加拿大	医师	加拿大长老会
Charles C. West	魏士德	男	美国	教育	美北长老会
Charles Fletcher Johnson	章嘉礼（章嘉理）	男	美国	产科教授	美北长老会
Charles K. Roys	罗嘉礼	男	美国	外科教授	美北长老会
Cora E. Hoffman	胡克礼	女	美国	教育	美以美会
C. V. Bloom	步乐睦	男	英国	外科医师	英浸礼会
D. J. Evans	伊文忠	男	英国	医师	英浸礼会
Dr. Sharevitch	谢尔琪	男	白俄罗斯	牙科医师	—
E. B. Struthers	杜儒德	男	加拿大	内科	加拿大长老会
Edwin R. Wheeler	惠义路	男	英国	外科教授	英浸礼会
E. Florence Evans	叶大夫	女	美国	护师	美以美会
Eileen Smyly	司美礼太太	女	英国	小儿科医师	安立甘会
Ella Randolph Page Shields	施尔德太太	女	美国	布道	美南长老会
Frances McAll	孟柯南夫人	女	英国	公共卫生医师	伦敦会
Francis H. Mosse	慕如宾	男	英国	医师	安立甘会
Frederick S. Drake	林仰山	男	英国	教育	英浸礼会

续表

英文名	中文名	性别	国籍	职务等	所属差会
Gladys V. L. Nunn	恩薇露	女	英国	医师	循道会
G. M. Seymour	席慕贞	女	英国	教育	英浸礼会
Godfrey Livingstone Gale	葛格菲	男	英国	牙科医师	伦敦会
Hazel H. Myers	麦尔士（迈尔士）	女	美国	社会服务部	美北长老会
Helen B. McClain	梅敏珠	女	美国	教育	美北长老会
Henry Jocelyn Smyly	司美礼	男	英国	内科主任	安立甘会
Henry Wardel Snarey Wright	魏亨利	男	英国	医师	安立甘会
Harold Balme	巴慕德	男	英国	齐鲁大学院长 齐鲁医院院长	英浸礼会
Howell P. Lair	赖恩源（刘来恩）	男	美国	教育	美北长老会
Isabelle Mctavish	梅秀英	女	加拿大	结核病医师	加拿大长老会
James Boyd Neal	聂会东	男	美国	齐鲁大学校长	美北长老会
James. L. R. Young	荣穆	男	美国	外科教授	美北长老会
James Mellon Menzies	明义士	男	加拿大	历史	加拿大长老会
Jesse B. Wolfe	伍乐福	男	美国	教育	美国公理会
Joseph Percy Bruce	卜道成	男	英国	齐大首任校长	英浸礼会
Julia E. Morgan	马丽珠	女	美国	医师	美以美会
Laurence M. Ingle	应乐仁	男	英国	医师	英浸礼会
L. M. Knox	那乐仁	男	英国	医师	循道会
Lois E. Witham	张师姑	女	美国	教育	美以美会
Louis Henry Braafladt	宝福德（巴福德）	男	—	医学教授	信义会
M. Alderson	安美丽	女	英国	护科长	安立甘会

续表

英文名	中文名	性别	国籍	职务等	所属差会
Margaret C. Smith	司美德	女	美国	秘书	美北长老会
Mary P. Gell	盖美瑞	女	英国	产科妇科医师	安立甘会
Miller	梅利坚	女	美国	护士学校长	—
Miss Bell	贝美芳	女	美国	护士	—
M. R. Vanderbilt	温美瑞（范美瑞）	女	美国	医师	美北长老会
Mrs.Godfrey Livingstone Gale	葛塔菲太太	女	英国	护士	伦敦会
Mrs. R. H. P. Dart	丁尔泰太太	女	英国	布道	英浸礼会
Muriel L. Pailing	裴维廉太太	女	英国	布道	英浸礼会
Paul J. Laube	鲁柏	男	美国	医学院副院长 外科教授	美北长老会
Percy Lonsdale McAll	孟合理	男	英国	医学教授	伦敦会
Peter F. Nelson	聂彼得	男	英国	教育	英浸礼会
Philip S. Evans，Jr.	易文士	男	美国	生理学	美南浸信会
Randolph Tucker Shields	施尔德	男	美国	医学院院长	美南长老会
R. G. Struthers	杜儒文	男	加拿大	医院院长	加拿大长老会
R. H. P. Dart	丁尔泰	男	英国	庶务主任	英浸礼会
Robert Johnston Mcmullen	明思德（麦默伦、麦克慕伦）	男	美国	教育	美南长老会
Robert Kenneth McAll	孟柯南	男	英国	公共卫生医师	伦敦会
Ronald J. Still	希荣德	男	英国	妇产科主任	英浸礼会
Rondolph Tucker Shields	施尔德	男	美国	解剖学	美南长老会
Ruth Danner	单路得	女	美国	护士	美以美会

续表

英文名	中文名	性别	国籍	职务等	所属差会
Samuel Cochran	柯德仁（寇可伦）	男	美国	病理学	美北长老会
Sharevitch	谢尔琪	—	白俄罗斯	牙科医师	—
Thomas Gillison	纪立生	男	英国	医学教授	伦敦会
Thornton Stearns	单覃恩	男	美国	外科教授	美北长老会
William Fleming	范明礼	男	英国	内科教授	英浸礼会
William M. Schultz	徐伟烈（舒尔茨）	男	美国	病理学	美北长老会
William McClure	罗威灵	男	加拿大	医学教授	加拿大长老会
William P. Fenn	芳威廉	男	美国	教育	美北长老会
William P. Pailing	裴维廉（裴伟廉）	男	英国	制药科主任	英浸礼会

附录二 齐大医学院优秀毕业生①

姓名	籍贯	毕业年份	事迹
韩立民 （号忠信）	山东潍县	1919	几十年来，一贯致力于公共卫生事业，颇著声名及成绩
侯宝璋 （号又我）	安徽怀远	1921	早年留学德国，曾刻苦攻读，精研病理，具有特别心得和独到之处，后曾讲学欧美，主编《病理组织学》，称著于世
郎国珍	—	1925	曾留学美国，专长耳鼻喉科，手术高明，著名一时
张汇泉 （号剑涛）	河北文安	1926	留学美国芝加哥大学，专门研究组织及胚胎学。历任齐大医学院院长、浙江大学医学院长等职
尤家骏 （字修之）	山东即墨	1926	擅长皮肤病及当时的社会病——"花柳病"的研究和治疗。先后游学奥地利及美国，为世界麻风学会成员之一，是著名的麻风病专家
冯兰洲	山东临朐	1929	毕业后去北京协和医学院任教，又留学欧美，专门研究寄生虫学，数十年如一日，成为寄生虫学的专家教授
赵常林 （字胜泉）	山东黄县	1930	长期从事外科医疗、教学和科研工作，除一般外科，对妇科、眼科等也有研究，尤其对骨外科医疗技术有很高的造诣，在国内外享有盛名，被誉为"骨科圣手"

① 1916～1954 年，齐鲁大学医学院培养的毕业生总数虽不足 600 人，但毕业生中具有高深造诣和突出成就者颇不乏人，仅列举部分优秀毕业生代表。参见王镒：《原齐鲁大学医学院的历史沿革》，中国人民政治协商会议山东省济南市委员会文史资料研究委员会编印：《济南文史资料选辑》第 1 辑，1983 年，第 84～86 页；《山东大学齐鲁医院志》编纂委员会编：《山东大学齐鲁医院志（1890～2000）》，山东新华印刷厂印刷，2000 年，第 711～737 页。

续表

姓名	籍贯	毕业年份	事迹
高学勤	安徽蚌埠	1931	中国著名血液病、传染病、热带病、心血管病专家,积累了丰富的临床经验
莆锡纯	—	1933	毕业后游学各地,继续专研,成为我国行施心脏手术的著名专家
叶嘉秀（号子禾）	陕西	1933	自西安解放后即献身革命,长期担任西安市医药工作领导人
李丕光	山东烟台	1930	国内著名儿科专家,曾任美国芝加哥大学研究员、美国康乃尔大学副教授、天津市立第二医院院长
魏兴谦（号一斋）	山东寿光	1934	妇产科专家,毕业后,毅然奔向延安参加革命,疗疾治苦,解放后担任卫生事业主要领导人
王福溢	山东潍县	1935	毕业后留学美国,致力于公共卫生学科,任山东医学院公共卫生教研组主任及卫生出版社的总编辑
孙鸿泉	山东博兴	1938	20 世纪 40 年代在国内首创"内耳开窗术",帮助患者恢复听力,50 年代在国内率先开展了耳鼻喉科、头颈外科和神经外科多种疑难复杂手术
刘福龄	山东济宁	1943	对外科研究有素,历任外科主任,在教学及治疗两方面都卓著成绩
孙桂毓	山东掖县	1943	擅长眼科,后留学美国,专工眼科。手术精巧细致,诊断审慎准确,教学有法,治病有则,为眼科教研组的领导者
张学义	山东烟台	1947	在山东省内率先开展乙醚气管内插管开放式全麻,并自制开放式麻醉器用于胸腔手术麻醉

续表

姓名	籍贯	毕业年份	事迹
萧琪 （号珏双）	四川三台	1948	擅长中医内科心血管病的治疗,任西医内科主治大夫兼讲内科理论课程,实践了十数年中医学的"辨证论治",充分体现了中西医结合的优越性
刘春霖	—	1949	一贯刻苦钻研皮肤疾患,是国内皮肤病学专家
王天铎	山东东平	1950	从事耳鼻喉科医疗、教学、科研工作几十年,是国内外知名的耳鼻喉科专家
丁声玲	湖北沔阳	1951	从事妇产科医疗、教学、科研工作几十年,经验丰富,尤其在计划生育专业成果颇多
胡圣光	山东黄县	1952	1952年毕业于齐鲁大学医学院并列留校从事胸心外科的医疗、教学和科研工作,是该院胸心外科专业的创始人和山东省胸心外科事业的奠基人之一
徐庆来	河北保定	1953	1947年入齐鲁大学医学院,1953年毕业,主要从事心内科临床医疗、教学和科研工作,经常参加院内外危重病人抢救,成绩斐然
张茂宏	江苏宿迁	1954	1954年毕业于山东医学院七年制本科,多年来主要从事内科血液病的临床及研究工作,是我国著名血液病专家,山东省血液病专业的开拓者之一

附录三 图说齐鲁

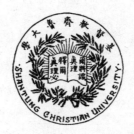

图 1 原基督教齐鲁大学校徽①

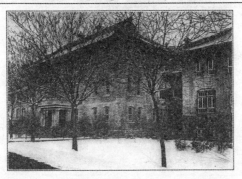

图 2 齐鲁医学院主楼

　　最早的医学院建筑由英国浸礼会修建于 1909 年,由医学大讲堂(新兴楼)、诊病所(求真楼)、教工宿舍和学生宿舍组成。1914 年,英国浸礼会又新建养病楼(即共合楼)和门诊楼。1917 年,在洛克菲勒基金会的资助下,主楼部分完全重建,并增加了左翼和右翼辅楼、学生宿舍、教工宿舍、实验室等新建筑。②

---

　　① *A Modern School of Medicine in China*, RG011-245-4012, Box 266, Archives of the United Board for Christian Higher Education in Asia (UBCHEA), Yale University Library, p. 1014.
　　② *A Modern School of Medicine in China*, RG011-245-4012, Box 266, Archives of the United Board for Christian Higher Education in Asia (UBCHEA), Yale University Library, p. 993.

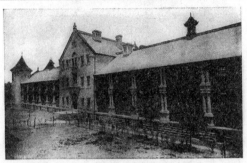

图 3　齐鲁医院正面照

　　齐鲁医院主楼始建于 1914 年,由英国浸礼会全额资助。医院于 1915 年 9 月开诊,时任山东督军靳云鹏亲临该院参加开幕典礼。医院全部配置电气设备和暖气设备,有自设的发电机、冷暖自来水系统和中央暖气系统,在当时被认为是国内最新型、最宽敞、设备最佳的医院。①

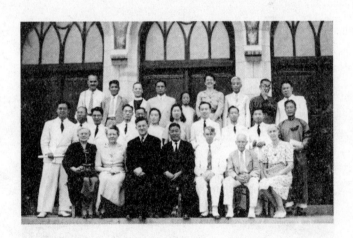

图 4　齐鲁医院中外同仁合影(1948 年夏拍摄于山东济南)

---

①　*A Modern School of Medicine in China*，RG011-245-4012，Box 266，Archives of the United Board for Christian Higher Education in Asia（UBCHEA），Yale University Library，p. 1001.

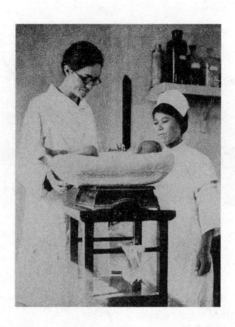

图 5　小儿科主任史安纳正在为新生儿称重（拍摄时间、地点不详）

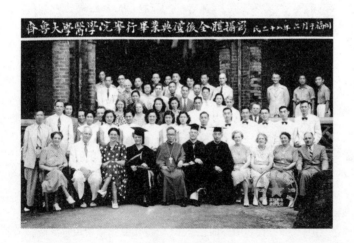

图 6　齐鲁大学医学院福州校区毕业典礼（1949 年 6 月拍摄于福建福州）

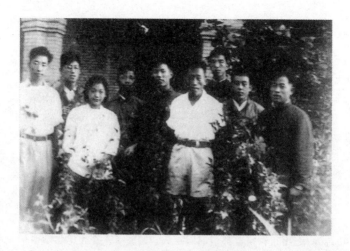

图 7　中共齐大医院党小组合影（拍摄于 1952 年 5 月）

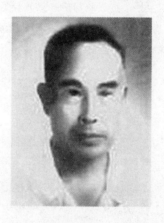

图 8　杨德斋（1900～1972）

　　杨德斋,山东省青岛市黄岛区人。日本高等预备学校毕业后留学美国,获化学博士学位。1928 年回国,任齐鲁大学化学系主任兼教授。1948 年济南解放前夕,国民党当局密谋齐鲁大学南迁,时任齐大总务长的杨德斋,根据中共济南市委的秘密指示,想方设法保留了一大批人员和物资。济南解放后,杨德斋被教职员公推为代理校长、校长。全国解放后,迁往杭州和福州的齐大师生先后返济,杨德斋在人民政府的支持帮助下,全部对其予以安置。1952 年 8 月全国高等院校调整后杨德斋被调离,1953 年 4 月接任山东农学院副校长。曾任山东省政协委员、九三学社山东农学院支社主任委员,1954 年 8 月被选为山东省人大代表。

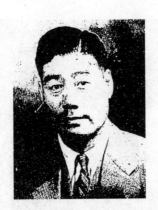

图 9　吴克明（1898～1977）

吴克明，字承敏，山东青州益都镇偶园街人，1919 年齐鲁大学化学系毕业后留校任教。后留学美国欧柏林大学，获化学硕士学位，为我国知名化学专家。1945 年秋经校董事会选举出任齐鲁大学校长，主持了抗战胜利后齐大复校返回济南的工作。1948 年秋带领齐大主体"二次南迁"至福州和杭州，1949 年 10 月回迁济南，仍任校长至 1950 年夏。1950 年秋，转至山西太谷铭贤学院任院长。

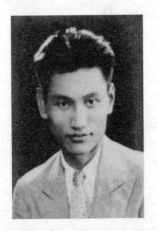

图 10　张汇泉（1899～1986）

张汇泉，我国著名人体组织胚胎学家。直隶（今河北省文安县）人，1926 年毕业于齐鲁大学医学院。1932 年留学美国，1933 年回国。先后担任齐鲁大学医学院院长、雅医学院教授，河南大学医学院院长、浙江大学医学院教授。1952 年后担任山东医学院副院长、山东省政协常委、民盟山东省委副主任、山东医学院教授、山东医科大学顾问、中华医学会山东分会理事长、山东科联主委。早年从事细胞器的研究。20 世纪 50 年代初设计制造了系统完整的胚胎学教学模具，建立了胚胎标本室，为我国胚胎学奠定了基础。

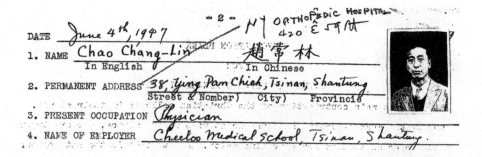

图 11   赵常林资料表

赵常林(1905~1980),字胜泉,山东黄县(今龙口市)人。1923 年入齐鲁大学医学院求学。毕业后历任齐鲁大学医学院助教、讲师、副教授、教授。先后在北京协和医院、齐鲁医院、济南市立医院从事医疗和教学工作。1947 年赴美国纽约骨科医院留学。翌年回国。解放后历任山东省立第二医院院长,山东医学院外科教研室主任,山东医学院附属医院外科主任,山东医学院院长等职。擅长骨外科,在国内声誉较高。

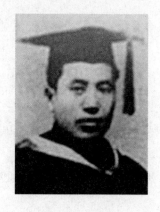

图 12   尤家骏

尤家骏(1898~1969),字修之,山东省即墨县(今即墨市)人。1926 年毕业于齐鲁大学医学院,获加拿大多伦多医学博士学位,曾任齐鲁大学医学院、山东医学院一级教授。1932~1933 年在奥地利维也纳大学皮肤病院留学。1947 年赴美国纽约哥伦比亚大学中心医院进修。在国家级和国外学术刊物发表论文 30 余篇,出版专著和教材 8 部。我国麻风病防治专业的开创者和奠基人,享有很高声誉。

参考文献

一、档案资料

1. 山东省档案馆相关资料。

2. 山东省图书馆特藏部资料。

3. 济南市档案馆相关资料。

4. 齐鲁医院档案室资料。

二、地方史志

1. 丁世平等修,尚庆翰等纂:民国《续平度县志》,台北:成文出版社, 1969 年。

2. 济南市卫生局编:《济南市卫生志》(上)(1840~1988),济南:济南出版社,2009 年。

3. 济宁市第一人民医院志编纂委员会编:《济宁市第一人民医院志(1896~2006)》,北京:中国文化出版社,2006 年。

4. 李昶亮主编:《德州地区卫生志》,天津:天津科学技术出版社, 1991 年。

5. 莱州市政协文史资料委员会编:《莱州文史资料》第 7 辑,莱州:莱州市印刷厂,1993 年。

6. 临沂地区卫生局史志编纂委员会编:《临沂地区卫生志》,临沂:山东省出版社总社临沂分社,1989 年。

7. 刘代庚主编:《聊城地区卫生志》,济南:山东科学技术出版社, 1993 年。

8.《民国山东通志》编辑委员会编:《民国山东通志》,台北:山东文献杂志社,2002 年。

9.平阴县政协文史资料研究委员会编:《平阴文史资料》第 4 辑,泰安:肥城县印刷厂,1989 年。

10.秦一心编:《20 世纪济南文史资料文库》(社会卷),济南:黄河出版社,2004 年。

11.青岛市卫生志编委会编:《青岛市卫生志(1891～1990)》,青岛:青岛海洋大学出版社,1993 年。

12.《山东大学百年史》编委会编:《山东大学百年史(1901～2001)》,济南:山东大学出版社,2001 年。

13.《山东大学齐鲁医院志》编纂委员会编:《山东大学齐鲁医院志(1890～2000)》,济南:山东新华印刷厂,2000 年。

14.山东省地方史志编纂委员会编:《山东省志·少数民族志·宗教志》,济南:山东人民出版社,1998 年。

15.山东省地方史志编纂委员会编:《山东省志·卫生志》,济南:山东人民出版社,1995 年。

16.山东省惠民地区卫生史志编纂委员会编:《惠民地区卫生志》,天津:天津科学技术出版社,1992 年。

17.山东省滕州市卫生局编:《滕县卫生志》,天津:天津市证照厂,1990 年。

18.山东省卫生史志办公室编:《山东省卫生志资料》第 1 辑,济南:济南印刷三厂,1985 年。

19.山东省卫生史志办公室编:《山东省卫生志资料》第 2 辑,济南:济南印刷三厂,1986 年。

20.山东省卫生史志办公室编:《山东省卫生志资料》第 3 辑,济南:济南印刷三厂,1986 年。

21.山东省卫生史志编纂委员会编:《山东省卫生志》,济南:山东人民出版社,1992 年。

22.山东省益都卫生学校志编纂委员会编:《山东省益都卫生学校志

(1885～2005)》,济南:山东大学出版社,2005 年。

23.山东省政协文史资料委员会编:《山东文史集粹·民族宗教卷》,济南:山东人民出版社,1993 年。

24.沈兆祎等修,王景祜等纂:民国《临沂县志》,台北:成文出版社,1969 年。

25.泰安地区地方史志编纂委员会编:《东岳志稿》第 2 辑,内部资料,1984 年。

26.滕县政协文史资料研究委员会编:《滕县文史资料》第 3 辑,枣庄:滕县印刷厂,1987 年。

27.潍坊市奎文区政协文史委员会编纂,邓华主编:《百年沧桑乐道院》,北京:中国档案出版社,2005 年。

28.《潍坊市人民医院志》编纂委员会编:《潍坊市人民医院志(1881～1991)》,潍坊:山东新华印刷厂潍坊厂,1991 年。

29.烟台毓璜顶医院志编委会编:《烟台毓璜顶医院志(1890～1994)》,烟台:烟台师范学院印刷厂,1994 年。

30.张清源、刘振广等主编:《济宁市卫生志》,济南:山东科学技术出版社,1992 年。

31.政协枣庄市驿城区文史资料委员会编:《峄城文史资料》第 1 辑,泰安:泰安市泰山电分彩印厂,1989 年。

32.政协平度市文史资料研究委员会编:《平度文史资料》第 5 辑,青岛:青岛海鸥印刷厂,1989 年。

33.中国科学院山东分院历史研究所:《山东省志资料》,济南:山东人民出版社,1962 年。

34.中国人民政治协商会议临清市委员会文史资料研究委员会编:《临清文史》第 3 辑,聊城:临清市印刷厂,1988 年。

35.中国人民政治协商会议山东省济南市委员会文史资料研究委员会编:《济南文史资料选辑》第 1 辑,济南:山东省出版总社济南分社,1983 年。

36.中国人民政治协商会议山东省济南市委员会文史资料研究委员会

编：《济南文史资料选辑》第 2 辑，济南：山东省出版总社济南分社，1983 年。

37.中国人民政治协商会议烟台市委员会文史资料研究委员会编：《烟台文史资料》第 3 辑，内部资料，1984 年。

38.中国人民政治协商会议烟台市委员会文史资料研究委员会编：《烟台文史资料》第 8 辑，烟台：烟台印刷厂，1987 年。

39.中国人民政治协商会议烟台市芝罘区委员会文史资料委员会编：《芝罘文史资料》第 10 辑，内部资料，2000 年。

40.中华续行委办会调查特委会编：《1901～1920 年中国基督教调查资料》，蔡咏春等译，北京：中国社会科学出版社，2007 年。

41.周长校、万纯光主编：《济宁市市中区卫生志》，济南：山东科学技术出版社，1994 年。

42.朱兰修，劳乃宣纂：民国《阳信县志》，民国十五年（1926 年）铅印本。

43.淄川区卫生局编：《淄川区卫生志》，济南：山东人民出版社，2009 年。

44.邹县卫生局史志办公室编：《邹县卫生志》，济宁：山东省出版总社济宁分社，1989 年。

三、中文著作

1.安作璋编：《山东通史·近代卷》，北京：人民出版社，2009 年。

2.陈晓阳：《百年齐鲁医学史话》，泰安：泰山出版社，2010 年。

3.陈泽民：《医院宗教事工会议特刊》，北京：中华医学会教会医事委员会，1950 年。

4.陈景磐：《中国近代教育史》（下编），北京：人民教育出版社，1978 年。

5.岱峻：《风过华西坝：战时教会五大学纪》，南京：江苏文艺出版社，2013 年。

6.［美］狄乐播：《中华育英才　狄邦就烈传》，郭大松译，北京：中国文史出版社，2009 年。

7.［美］丹尼尔·W.费舍：《狄考文传》，关志远等译，桂林：广西师范大学出版社，2010 年。

8.高等教育部办公厅编:《高等教育文献法令汇编(1949~1952)》,北京:高等教育部办公厅,1958年。

9.何东昌主编:《中华人民共和国重要教育文献》,海口:海南出版社,1998年。

10.顾明远主编:《教育大辞典》,上海:上海教育出版社,1998年。

11.[美]郭查理:《齐鲁大学》,陶飞亚等译,珠海:珠海出版社,1999年。

12.[加]季理斐等编:《中国基督教年鉴》,北京:国家图书馆出版社,2012年。

13.[美]杰西·格·卢茨:《中国教会大学史(1850~1950)》,曾钜生译,杭州:浙江教育出版社,1987年。

14.刘英杰主编:《中国教育大事典(1840~1949)》,杭州:浙江教育出版社,2001年。

15.梁其姿:《面对疾病:传统中国社会的医疗观念与组织》,北京:中国人民大学出版社,2012年。

16.毛泽东:《毛泽东选集》第4卷,北京:人民出版社,1991年。

17.毛泽东:《毛泽东选集》第5卷,北京:人民出版社,1977年。

18.齐鲁大学校友会编:《齐鲁大学八十八年(1864~1952)——齐鲁大学校友回忆录》,北京:现代教育出版社,2010年。

19.[美]乔纳森·斯潘塞:《改变中国》,曹德俊等译,北京:生活·读书·新知三联书店,1990年。

20.上海市高等教育局研究室、华东师范大学高校干部进修班、教育科学研究所编:《中华人民共和国建国以来高等教育重要文献选编》(上册),上海:上海市高等教育局研究室,1979年。

21.陶飞亚、刘天路:《基督教会与近代山东社会》,济南:山东大学出版社,1994年。

22.徐保安:《教会大学与民族主义——以齐鲁大学学生群体为中心(1864~1937)》,南京:南京大学出版社,2015年。

23.袁魁昌主编:《齐鲁医学往事》,济南:山东大学出版社,2017年。

24.章开沅、马敏主编:《社会转型与教会大学》,武汉:湖北教育出版社,1998年。

25.张立志:《山东文化史研究》(甲编),济南:齐鲁大学国学研究所,1939年。

26.张茂宏:《从医留痕》,济南:山东大学出版社,2017年。

27.张念宏主编:《教育百科辞典》,北京:中国农业科技出版社,1988年。

28.中共中央文献研究室编:《建国以来刘少奇文稿》第1册,北京:中央文献出版社,2005年。

29.中共中央文献编辑委员会编:《建国以来毛泽东文稿》第2册,北京:中央文献出版社,1987年。

30.中共中央文献研究室编:《建国以来重要文献选编》第1册,北京:中央文献出版社,1992年。

31.中共中央文献研究室编:《毛泽东文集》第6卷,北京:人民出版社,1999年。

32.中共中央文献研究室编:《周恩来年谱(1949～1976)》(上卷),北京:中央文献出版社,2007年。

33.中共中央文献研究室编:《周恩来统一战线文选》,北京:人民出版社,1984年。

34.中华人民共和国教育部办公厅编:《教育文献法令汇编(1949～1952)》,北京:中华人民共和国教育部办公厅,1960年。

四、中文论文

1.毕晓莹:《从潞河医院看教会医院与近代地方社会》,《史学月刊》2012年第11期。

2.蔡志书:《登州文会馆——中国现代第一所大学》,《大众日报》2014年12月17日。

3.陈丰盛:《吴耀宗发起中国基督教三自革新运动》,《天风》2018年第9期。

4.陈金龙:《建国初期中国共产党的宗教政策略论》,《民族研究》2001 年第 2 期。

5.陈雁:《西方医学对近代中国医疗卫生事业的影响》,《医学与社会》2012 年第 11 期。

6.迟萍萍:《抗美援朝战争对我国教会大学的影响》,《山东英才学院学报》2007 年第 3 期。

7.岱峻:《1948:齐鲁大学南迁始末》,《书屋》2011 年第 2 期。

8.邓黎:《教会时期的齐鲁医院》,《当代医学》2005 年第 9 期。

9.高洁:《近代中国教会医院发展概述》,《中医文献杂志》2015 年第 1 期。

10.韩小香:《历史的回顾与现实的思考——建国初期知识分子思想改造运动》,《前沿》2010 年第 14 期。

11.郝先中:《西医东渐与中国近代医疗卫生事业的肇始》,《华东师范大学学报》2005 年第 1 期。

12.何兰萍:《早期中国教会医院的病患选择与风险规避》,《南京中医药大学学报》(社会科学版)2015 年第 4 期。

13.胡水印:《江西近代教会医院概述》,《中华医史杂志》2003 年第 2 期。

14.胡卫清:《基督教与中国地方社会——以近代潮汕教会医院为个案的考察》,《文史哲》2010 年第 5 期。

15.黄登欣:《浅探教会大学立案的意义——以齐鲁大学为例》,《黑龙江史志》2009 年第 3 期。

16.葛素华:《建国初期知识分子思想改造运动探析》,《沧桑》2010 年第 2 期。

17.李传斌:《基督教在华早期医疗事业论略》,《晋阳学刊》2000 年第 1 期。

18.李刚:《大学的终结——1950 年代初期的"院系调整"》,《中国改革》2003 年第 8 期。

19.李宁:《推进多校区大学组织文化建设》,《中国高等教育》2017 年第

5 期。

　　20.李宁:《由恐惧至接纳——山东民众对西方现代医学的认知演变探析(1860～1920)》,《民俗研究》2017 年第 6 期。

　　21.刘方仪:《教会大学的终结——从建国初期基督教政策谈起并以金陵大学为个案研究》,《基督教思想评论》2006 年第 1 期。

　　22.卢立菊、付启元:《1990 年代以来关于五十年代高校院系调整研究综述》,《南京社会科学》2003 年第 12 期。

　　23.鲁娜、陶飞亚:《齐鲁大学的历史资料及其研究》,《教育评论》1994 年第 1 期。

　　24.马敏:《近年来大陆中国教会大学史研究综述》,《世界宗教研究》1996 年第 4 期。

　　25.马振友等:《齐鲁西医及皮肤性病学传播者聂会东》,《中国麻风皮肤病杂志》2014 年第 6 期。

　　26.彭学宝:《论新中国初期中共对外国在华医疗机构的改造》,《求索》2017 年第 2 期。

　　27.钱俊瑞:《当前教育建设的方针》,《人民教育》1950 年第 1 期。

　　28.宋之琪:《中国最早的教会医院——博济医院》,《中华医史杂志》1999 年第 3 期。

　　29.苏全有、邹宝刚:《对近代中国医院史研究的回顾与反思》,《南京中医药大学学报》(社会科学版)2011 年第 1 期。

　　30.孙邦华:《中国教会教育史研究评述——以中国大陆学术界为分析范畴》,《河北师范大学学报》(教育科学版)2008 年第 7 期。

　　31.田承军:《泰安教会往事》,《寻根》2010 年第 5 期。

　　32.王红岩:《新中国对教会大学接收与改造述评》,《许昌学院学报》2004 年第 3 期。

　　33.王璞:《对我国 50 年代高校院系调整得失分析》,《高教理论与实践》2001 年第 6 期。

　　34.王显超:《传教士与中国近代医学及医学教育的发展》,《四川职业技术学院学报》2009 年第 2 期。

35.夏杏珍:《1949 年至 1957 年春:党的知识分子理论和政策的基本形成》,《党的文献》2007 年第 2 期。

36.徐科青:《教会医院在宁波的发展及其社会影响——以宁波华美医院为例》,《宁波教育学院学报》2008 年第 4 期。

37.徐东:《毛泽东与建国初期我国高等学校院系调整》,《毛泽东思想研究》2006 年第 4 期。

38.叶张瑜:《建国初期教会大学的历史考察》,《当代中国史研究》2001 年第 3 期。

39.于风政:《建国后政治运动的源头——政治学习运动述评》,《北京党史》1999 年第 4 期。

40.章博:《生存与信仰之间:教会大学的两难处境(1922～1951)——以华中大学为中心》,《江汉论坛》2013 年第 9 期。

41.张惠舰:《建国初期中国共产党对知识分子问题的认识及对策——以北京市为例》,《北京党史》2015 年第 2 期。

42.张会丽:《建国初期组织疗法推广运动研究》,《广西民族大学学报》(自然科学版)2018 年第 1 期。

43.张应强:《新中国大学制度建设的艰难选择》,《清华大学教育研究》2012 年第 6 期。

44.赵晓阳:《割断与帝国主义的联系:基督教三自革新运动的初始》,《中共党史研究》2009 年第 3 期。

45.赵丽、宋静:《中国历史上最早的教会大学——齐鲁大学》,《山东档案》2010 年第 2 期。

46.卜雅洁:《新中国成立初期中共清除帝国主义在华残余文化势力研究》,陕西师范大学 2017 年硕士学位论文。

47.曹宇:《新中国对教会大学的接收与改造:以东吴大学为例》,苏州大学 2016 年硕士学位论文。

48.黄登欣:《齐鲁大学立案研究》,曲阜师范大学 2009 年硕士学位论文。

49.李传斌：《基督教在华医疗事业与近代中国社会（1835～1937）》，苏州大学 2001 年博士学位论文。

50.李娜：《基督教会医疗事业与近代河南社会》，河南大学 2009 年硕士学位论文。

51.李芳：《建国后教会大学的改造与调整：以齐鲁大学为例》，山东大学 2011 年硕士学位论文。

52.栾翔飞：《接管改造撤并——建国初期上海震旦大学的历史变迁（1949～1952）》，上海师范大学 2016 年硕士学位论文。

53.马琰琰：《向何处走——齐鲁大学发展路径研究（1927～1949）》，山东大学 2017 年博士学位论文。

54.彭学宝：《建国初期中共肃清外国在华文化势力研究》，中共中央党校 2013 年博士学位论文。

55.孙素雯：《近代武汉教会医院研究》，湖北大学 2008 年硕士学位论文。

56.魏洲阳：《上海英美派高等医学教育研究——以圣约翰大学医学教育为中心（1896～1952）》，上海大学 2011 年硕士学位论文。

57.杨海英：《建国前后中共对高等院校的接管和改造：以武汉地区为中心的研究》，武汉理工大学 2008 年硕士学位论文。

58.张江：《上海圣约翰大学接管和改造研究（1949～1952）》，上海师范大学 2015 年硕士学位论文。

59.张淑珍：《从学习苏联模式到建设中国特色社会主义——中国共产党对社会主义道路的探索》，山东师范大学 2016 年博士学位论文。

60.钟冰：《建国初期（1949～1956）党的领导集体医疗卫生思想研究》，湖南中医药大学 2015 年硕士学位论文。

61.朱新华：《建国初期上海教会大学接管与改组研究》，上海师范大学 2012 年硕士学位论文。

五、报刊资料

1.《大众日报》。

2.《公报》。

3.《健康报》。

4.《齐大旬刊》。

5.《齐鲁医院报》。

6.《人民教育》。

7.《人民日报》。

8.《山东财政公报》。

9.《申报》。

10.《燕京新闻》。

11.《医药杂志》。

12.《真光报》。

13.《中华基督教会年鉴》。

14.*China's Millions*。

15.*The Chinese Repository*。

16.*The Saratogian Saratoga Springs*。

六、英文文献

1.Arthur Tatchell, *Medical Mission in China: In Connexion with the Wesleyan Methodist Church*, London, 1909.

2.Alex Armstrong, *Shantung (China): A General Outline of the Geography and History of the Province: A Sketch of Its Missions, and Notes of a Journey to the Tomb of Confucius*, Shanghai: Shanghai Mercury Office, 1891.

3.Charles Hodge Corbett: *Shantung Christian University (Cheeloo)*, New York: United Board for Christian Colleges in China, 1955.

4.Daniel W. Fisher, *Calvin Wilson Mateer: Forty-five Years a Missionary in Shantung, China: A Biography*, Philadelphia: Westminster Press, 1911.

5.Francis F. Tucker & Emma Boose Tucker, *Twenty-Fourth Annual*

Report of the Williams Hospital of the American Board, P'ang Chuang, China, 1905.

6. Irwin T. Hyatt, Jr., *Our Ordered Lives Confess: Three Nineteenth-Century American Missionaries in East Shantung*, New York: Harvard University Press, 1978.

7. John J. Heeren, *On the Shantung Front: A History of the Shantung Mission of the Presbyterian Church in the U. S. A.*, 1861-1940 *in Its Historical, Economic, and Political Settings*, New York: Board of Foreign Missions of the Presbyterian Church in the United States of America, 1940.

8. Robert C. Forsyth, *Shantung, the Sacred Province of China in Some of Its Aspects*, Shanghai: Shanghai Christian Literature Society, 1912.

9. Robert E. Speer, *A Missionary Pioneer in the Far East, A Memorial of Divie Bethune McCartee*, New York: Fleming H. Revell Company, 1922.

10. Timothy Richard, *Forty-Five Years in China: Reminiscences*, New York: Frederick A. Stokes Company, 1916.

11. William Lockhart, *The Medical Missionary in China: A Narrative of Twenty Years' Experience*, London: Hurst and Blackett Publishers, 1861.